全国名老中医

陈慧侬 教授

妇科医案集

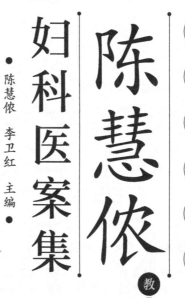

·陈慧侬 李卫红 主编·

U0228856

化学工业出版社

·北京·

本书收录了全国名中医陈慧侬教授运用中医药治疗妇科经、带、胎、产、杂的医案，通过这些医案可以清晰地体会到老中医的临床思维活动，可以从中学习治疗妇科的思路、方法和具体的用药经验；对妇科疾病的治疗，具有重要的参考和借鉴意义。本书适于中医药及中西医结合临床、教学、科研工作者参考和借鉴。

**图书在版编目（CIP）数据**

全国名老中医陈慧侬教授妇科医案集／陈慧侬，李卫红主编．—北京：化学工业出版社，2018.3（2025.3重印）
ISBN 978-7-122-31248-8

Ⅰ．①全…　Ⅱ．①陈…②李…　Ⅲ．①中医妇科学－医案－汇编　Ⅳ．① R271.1

中国版本图书馆 CIP 数据核字（2017）第 330447 号

责任编辑：赵兰江　　　　　　　　文字编辑：赵爱萍
责任校对：边　涛　　　　　　　　装帧设计：张　辉

出版发行：**化学工业出版社**
　　　　　（北京市东城区青年湖南街13号　邮政编码100011）
印　　装：北京科印技术咨询服务有限公司数码印刷分部
787mm×1092mm　1/32　印张12$\frac{1}{2}$　字数176千字
2025年3月北京第1版第6次印刷

购书咨询：010-64518888
售后服务：010-64518899
网　　址：http://www.cip.com.cn
凡购买本书，如有缺损质量问题，本社销售中心负责调换。

定　　价：48.00元　　　　　　　　版权所有　违者必究

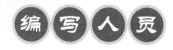

编写人员

| 主　编 | 陈慧侬 | 李卫红 | |
|---|---|---|---|
| 副主编 | 俸曙光 | 李卫民 | |
| 编　者 | 陈慧侬 | 李卫红 | 罗纳新 |
| | 余丽梅 | 李卫民 | 俸曙光 |
| | 黄小凤 | 薛　艳 | 陈爱妮 |
| | 刘　妍 | 李宛蓉 | 尹姝珂 |
| | 陆海美 | 韦玉竹 | 李二云 |
| | 黄军铭 | 陈湘瑜 | |

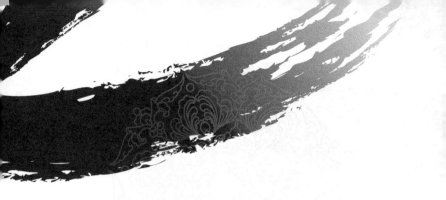

序

　　名老中医的学术思想和临证经验是中医药学的重要组成部分，能凸显中医药的特色和优势，而其学术经验之精华集中反映于医案。医案在中医学术经验传承中具有极其重要的、不可替代的学术地位，在中医的学习、临证、科研中，具有极其重要的承启作用。

　　医案，又称诊籍、脉案、方案、病案，萌芽极早、历史悠久、内容丰富、传承久远、覆盖广阔，是中医记录、解析个案的诊疗全过程的、叙议结合的传统临证文本，具体体现了中医理法方药的综合应用。名老中医典型医案，是名老中医学术思想经验传承的范本，是中医药理论创新发展的源泉，是构建和创新中医药理论的重要依据和支持。两千余年来，历朝历代政府和学界都尽力保存了先贤的医案，这是宝贵的中医文献，对传承和交流历代名医学术经验有着不可替代的作用，为当时以及后世研究与弘扬中医药留下了巨大财富和发展空间。

陈慧侬先生是我国著名的中医妇科临床家，心系岐黄，躬身实践，精诚为医，得享盛誉。本书系统整理了陈慧侬先生代表性医案100余例，并进行了深入的分析，展示了陈慧侬先生独特的学术思想和处方用药经验。医案详明，按语精当，读者通过学习，可细心揣摩先生临证思维的智慧，可掌握先生对一些经方与时方的运用体会和宝贵的用药经验，对提高辨证论治水平有极大的帮助。本书对中医临床工作者有较大的参考价值。

国医大师：韦贵康

2017年9月

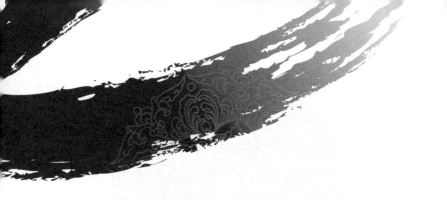

陈慧侬，女，1940年2月生，广东南海人，中共党员，广西中医药大学教授，主任医师，博士生导师。1963年毕业于广西中医专科学校医疗专业，担任广西中医药学会常务理事，广西中医药学会妇科分会副主任委员、主任委员，中南五省区中医妇科委员会组长，第三批全国老中医药专家学术经验继承工作指导老师，第一批中医药传承博士后合作导师，2012年4月被评为首批"桂派中医大师"。2016年被广西中医药大学授予"40年教学楷模"。她从医54年，以崇高的医德和精湛的医术治疗妇科不孕不育等疑难疾病，提出补肾活血法的创新思路；强调病症结合；重视因湿致瘀；采用精血同治等治疗方法，取得显著临床疗效。

　　陈慧侬教授善于运用中医药治疗月经病、带下病、妊娠病、盆腔炎、子宫内膜异位症、多囊卵巢综合征、子宫肌瘤、卵巢囊肿、不孕症、更年期综合征等妇科疾病，临床疗效十分显著，尤其在诊治不孕不育方面具有独特的优势和疗效，为许多患者解决了生育难题，被誉为"送子观音"。各地患者慕名而来，每次出诊一号难求。2011年广西中医药大学第一附属医院授予陈慧侬"终身荣誉奖"。中国中医药出版社出版《桂派名老中医·传记卷　陈慧侬》、广西新闻网、广西电台、南宁晚报等新闻媒体多次报道了陈慧侬教授的高尚医德、精湛医技。

　　该病案集收录陈慧侬教授近年来临床的医案，分为经、带、胎、产、杂五部分，较全面反映陈慧侬教授的学术思想和临证经验，是由陈慧侬教授的传承博士后李卫红教授在随师伺诊过程中收集整理的，参加医案整理的妇科专家及学生有：李卫民、罗纳新、余丽梅、俸曙光、李卫红、陈爱妮等。

　　医案集通过收集整理陈慧侬教授运用中医药治疗

妇产科疾病的临证医案，分析其临证思路以及理、法、方、药之运用的特点，总结其临床经验，提炼学术思想，总结具有独特的学术价值。其治学态度上，辨证论治思想贯穿始终，学术上尊古又重创新，诊断审症求因，脉症合参，在治疗妇科疾病起到出其不意的临床疗效，各章节均有精彩病案，将启迪后学，为传承和发扬中医妇科学精髓的阶梯，亦为中医药史留下珍贵的资料。

　　本书在编写过程中，由于时间仓促，编者的学识和水平有限，如有疏漏之处，恳请同行和读者指正。本书的出版得到北京化学工业出版社的大力支持，又获国医大师韦贵康欣然作序，深表谢意，谨致谢忱！

李卫红

2017年7月

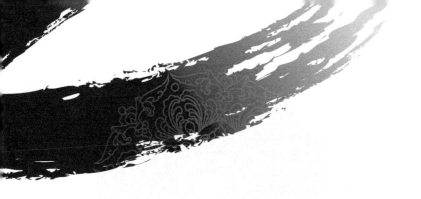

目 录

## 一、月经病

# 二、妊娠病

# ❧ 三、产后病

# ❧ 四、杂病

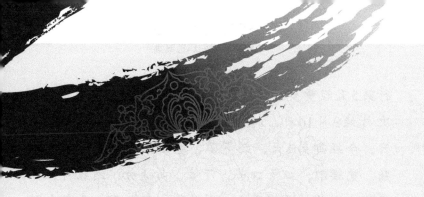

# 一、月经病

## 1.月经先期

### 1.1 气虚血瘀证2例

【病例1】月经先期、月经过多（气虚血瘀）

覃某某，女，29岁。2015年10月21日。

**主诉**：经来先期、量多12年。

**病史**：患者自诉12岁月经初潮，自17岁开始出现月经周期提前，周期24～25天，经量增多，每次经行第5天经量多，需用尿不湿方可，经期6～9天。前次月经9月10日，持续10天干净。末次月经10月16日，今经期第6天，经量多，色暗，有血块，偶有腹痛，觉腰酸，口干口苦，汗多，易疲劳，纳寐可，二便调，舌淡，面色㿠白，脉细弱。B超示：子宫内膜18～30mm。查纸垫血量较多，质稠，有块，色暗。

**西医诊断**：功能失调性子宫出血。

**中医诊断**：①月经先期。②月经过多。

**辨证**：气虚血瘀。

**治法**：补气健脾，活血化瘀调经。

**处方**：当归补血汤合失笑散加减。

**方药一**：北黄芪20g，当归10g，桑叶10g，蒲黄炭10g，地骨皮10g，仙鹤草10g，墨旱莲10g，太子参10g，麦冬10g，藕节10g，白术10g，五灵脂10g。共5付，日一付，水煎服。

**方药二**：云南白药4g×1瓶　用法：1/3瓶　bid

二诊（2015年10月26日）：经治疗昨日血止，经期9天，汗多，易疲劳，腰酸，口干口苦，纳寐可，二便调，考虑出血过多伤及气阴。内膜厚为肾阳不足，气血运行不畅所致血瘀引起，故治以生脉散益气养阴。

在此基础补肾壮阳、活血化瘀，可予丹参、蒲黄炭活血化瘀；急性子破血消积，软坚散结；何首乌养血滋阴；予枸杞子、覆盆子、鹿角胶补肾壮阳。方药：太子参10g，麦冬10g，五味子10g，枸杞子10g，覆盆子10g，丹参10g，急性子10g，何首乌10g，蒲黄炭10g，鹿角胶10g（烊化）。共12付，日一付，水煎服。

三诊（2015年11月11日）：昨日11月10日开始经行，量少，色暗，无痛经，周期25天。舌淡红，苔薄白，边有齿印，脉沉细弱。10月27日B超：Em1.8cm。10月29日B超：Em1.4cm，Lf 1.2cm×1.1cm。考虑经行期，在当归补血汤补气健脾的基础上活血化瘀，补中有化，扶正而不留瘀，祛瘀而不伤正；当归补血汤补气生血；蒲黄炭、丹参、川芎活血化瘀；生脉散益气生津；生地黄、地骨皮清热凉血；墨旱莲补益肝肾，凉血止血。方药：北黄芪20g，当归10g，桑寄生10g，地骨皮10g，墨旱莲10g，太子参10g，麦冬10g，丹参10g，蒲黄炭10g，生地黄10g，川芎10g。共7付，日一付，水煎服。

四诊（2015年11月20日）：末次月经11月10日，4天干净，经量明显较前减少。自11月16日出现阴道流血至今未净，淋漓不净，现无不适，脱发量多。舌淡红，苔薄白，脉细弱。考虑经间期出血为气虚血瘀所致，继续予以补气健脾、活血化瘀的当归补血汤合失笑散加减治疗。方药：北黄芪20g，当归10g，桑叶10g，蒲黄炭10g，五灵脂10g，墨旱莲10g，麦冬10g，川续断10g，桑寄生10g，淮山药10g。共7付，日一付，水煎服。

五诊（2015年11月30日）：月经周期第20天，现觉口干、易上火，余无明显不适。舌红，苔薄白，脉细弱。考虑失血过多耗伤阴血，在补益健脾的当归补血汤的基础上加补肾养阴的二至丸加减。方药：墨旱莲10g，女贞子10g，桑叶10g，北黄芪20g，当归10g，太子参10g，蒲黄炭10g，白术10g，桑寄生10g，川续断10g，丹参10g，石斛10g。共7付，日一付，水煎服。

六诊（2015年12月16日）：月经周期第7天，于12月10日经行，周期30天，经量明显减少，色淡红，现仍有少量淡红色血，纳可，夜寐可，二便调。舌淡红，苔薄白，脉沉。予以生脉散益气养阴的基础上合失笑散加减活血化瘀，方药：太子参10g，麦冬10g，五味子 5g，何首乌 10g，桑寄生 10g，白芍 10g，当归 10g，蒲黄炭 10g，五灵脂 10g，石斛 10g，麦冬 10g。共 7 付，日一付，水煎服。

　　**按语**：患者因月经先期、经量过多 12 年就诊，属于中医的月经先期、月经过多。根据患者月经量多、色淡、汗多，易疲劳，舌淡，面色㿠白，脉细弱，考虑为气虚所致。从患者月经有血块，B 超提示内膜增厚看说明有瘀血。气虚统摄无权，血瘀气血运行不畅，血不归经，冲任不固，故出现月经先期、经量过多。气随血脱，故乏力，气虚无以摄血运血，血溢脉外，故流血不止，经量多且有血块。故诊断为月经先期、月经过多，辨证为气虚血瘀证；治法补气健脾，活血化瘀调经；以当归补血汤合失笑散、生脉散加减。方中用北黄芪补气以资化源，当归养血和营；蒲黄炭、五灵脂活血化瘀止血；太子参益元气、补肺气、生津液，麦冬甘寒养阴清热、润肺生津，太子参、麦冬合用，则益气养阴之功益彰；五味子敛肺止汗，生津止渴；肾虚再佐以桑寄生、川续断等滋补肝肾。诸药合用则气行血生，瘀化血止，津生热清，肝肾得以补益则经调。

该病案体现吾师在治疗月经失调出血性疾病，根据患者的舌脉，如舌淡、脉细弱考虑为气不摄血所致，多喜用《傅青主女科》治疗老妇血崩的加减当归补血汤，方中黄芪、当归益气补血，桑叶滋肾之阴止血，用蒲黄炭代三七末以活血化瘀，使得补血而不留瘀，化瘀而不伤正。如舌质红、苔少多考虑气阴两伤，喜用生脉散加减以益气养阴止血。由于出血容易耗伤阴血，在上治疗的基础上喜用二至丸予以益气养阴止血；同时注意补肾养阴，如石斛、何首乌、川续断等。如内膜厚多，考虑卵泡发育不良，为肾阳不足所致，故在经后期补养肾阴，排卵后温肾壮阳。

## 【病例2】月经先期（肾虚血瘀证）

李某某，女，38岁，于2013年11月18日就诊。

**主诉：**月经周期提前1年余。

# 一、月经病

**病史**：患者自诉既往月经规则，月经周期28～30天，经期5～6天，经量中等，无痛经，于2012年8月放环后出现月经周期提前，末次月经10月25日，周期23天，行经时开始出现少量的阴道流血，5天后经量增多，经期7天，色暗红，有血块，经行时觉下腹隐痛，腰酸，纳可，二便调。舌淡暗边有齿印，苔薄白，脉细弦。孕3产2，顺产2胎。

**中医诊断**：月经先期。

**辨证**：气虚血瘀证。

**治法**：健脾补肾益气，化瘀调经。

**处方**：当归补血汤加减。

**方药**：黄芪20g，当归10g，川芎10g，赤芍10g，太子参12g，麦冬10g，蒲黄炭10g，川续断10g，杜仲10g，甘草10g，丹参20g，鬼箭羽10g。7付，日1付，水煎服。

于2013年12月6日二诊：于11月29日经行，周期34天，经量中，3天干净，经色暗红，无痛经，经行无腰痛，纳可，二便调。舌淡红，边有齿印，苔薄白，脉细弦。B超：子宫大小正常，Em 6mm，宫内节育器（IUD）。继续守方出入治疗3个月，患者月经正常。

**按语：** 患者月经周期提前1年余，属于中医的月经先期。放环后相当于瘀血阻滞，瘀阻冲任血不归经，故月经先期，且放环损伤肾气，肾气虚弱，封藏失职，冲任不固，故月经提前。瘀血阻滞，气血运行不畅，故经行下腹隐痛，经行有血块。肾虚不能濡养其外府故腰酸。舌淡暗边有齿印，苔薄白，脉细弦为肾虚血瘀之征。故本病诊断为月经先期，辨证为肾虚血瘀证，治法补肾健脾，化瘀调经。方中黄芪、太子参、麦冬、甘草健脾补气；当归、川芎、赤芍、丹参、鬼箭羽、蒲黄炭活血化瘀；川续断、杜仲补肾。全方补肾健脾，活血化瘀，瘀血去，新血生，气血运行通畅，肾气盛，冲任固，则月经如约而至。

## 1.2 阴虚血热证4例

### 【病例3】月经先期（阴虚血热证）

马某某，女，17岁，于2015年1月14日就诊。

# 一、月经病

**主诉**：月经周期提前6个月。

**病史**：患者自诉2年前曾出现月经后期，诊断为多囊卵巢综合征，曾服用达因-35治疗以及中药治疗后月经规则。近6个月来月经周期提前，15～21天经行，经期6～7天，末次月经2015年1月9日，经量偏少，色红，少许血块，无痛经，现有少量经血。手足心热，咽干口渴，纳可，睡眠欠佳，入睡困难，二便调。舌红，苔少，脉细弱。

**中医诊断**：月经先期。

**辨证**：阴虚血热证。

**治法**：滋肾益阴，清热调经。

**处方**：大补阴丸合二至丸加减

**方药**：知母10g，龟甲10g，黄柏10g，熟地黄10g，生地黄10g，甘草10g，枸杞子10g，墨旱莲10g，女贞子10g，地骨皮10g，丹参10g，何首乌10g。7付，日一付，水煎服。

2015年1月21日二诊：服上药后经行7天干净，手心汗出，纳寐可，大便稍硬，小便色黄，余无不适。周期23天。舌红，苔少，脉细弱。在上方基础上加太子参10g、玄参10g。15付，日一付，水煎服。

2015年2月4日三诊：于1月31日经行，今经行第5天未净，量少，有少量血块，周期22天，夜寐欠佳，入睡困难，小便频，口干。舌红，苔少，脉细弱。守上方去丹参、玄参，15付，日一付，水煎服。

2015年2月11日四诊：LMP 2015-01-31×8天，量少，色暗，白带量少，阴痒，余无不适。舌红，苔少，脉细弱。治疗守上方加麦冬10g、五味子5g、山茱萸10g。15付，日一付，水煎服。

2015年3月4日五诊：于2月26日经行，经量较前增多，色暗红，经行6天干净，周期26天，经行腹痛，脉细弦，余无不适。舌红，苔少，脉细弱。治疗后经期延长至26天，继续守上方治疗，30付，日一付，水煎服。

2015年4月8日六诊：于3月25日经行，6天干净，量中，经色暗红，口干，二便调。舌红，苔少，脉细弱。继续守方治疗，处方：知母10g，龟甲10g，黄柏10g，熟地黄10g，甘草10g，白芍10g，何首乌20g，地骨皮10g，麦冬10g，太子参10g，五味子5g，枸杞子10g。30付，日一付，水煎服。在此基础上治疗2个月，月经周期基本恢复25～28天。

**按语**：患者月经15～21天一行属于中医的月经先期。经量偏少，色红，手足心热，咽干口渴，睡眠欠佳，舌红，苔少，脉细弱，考虑其因阴虚血热引起。素体阴虚，虚热内生，热扰冲任，血海不宁，迫血妄行则月经先期而至。热伤阴液，则咽干口渴，月经量少，色红。热扰心神则睡眠欠佳，手足心热。舌红，苔少，脉细弱，均为阴虚血热之征。治宜滋肾益阴，清热调经。方选大补阴丸合二至丸加减。方中用熟地黄、龟甲滋阴潜阳，壮水制火，即所谓培其本。以黄柏苦寒泻相火以坚阴，知母苦寒而润，上能清胃热，下能滋肾水，与黄柏相须，苦寒降火，保存阴液，平抑亢阳，即所谓清其源，以枸杞子养血滋阴柔肝，用生地黄、地骨皮、玄参取义"两地汤"，以养阴滋液，壮水以制火，清虚热，泻肾火。滋阴壮水，水足则火自平，阴复则阳自秘，则经期如常。

## 【病例4】月经先期（阴虚血热证）

余某，女，42岁，于2014年12月8日初诊。

**主诉**：经来先期2年。

**病史**：患者自诉2年前开始出现月经周期提前，周期22～23天，经量中等，经色鲜红，经行下腹隐痛，有少许血块，经期5～7天。末次月经12月8日，经行第1天，经量中等，下腹隐痛，有小血块，色鲜红，觉腰酸，口干口苦，夜寐差，夜梦多，纳可，二便调，舌嫩红，苔裂，脉细弱。孕3产1，于2009年辅助生育技术助孕已经分娩1孩，于2013年10月、2014年9月均生化流产。

**中医诊断**：月经先期。

**辨证**：阴虚血热。

**治法**：补肾养阴清热。

**处方**：大补阴丸合两地汤加减。

**方药**：龟甲10g，知母10g，黄柏10g，熟地黄10g，生地黄20g，甘草10g，续断10g，地骨皮10g，桑寄生10g，墨旱莲10g，白芍10g。共7付，日一付水煎服。

二诊（2014年12月17日）：月经周期第9天，现经血未净，经量中等，口干，夜寐欠佳，梦多，纳可，二便调。舌红，苔裂，脉细弦。考虑经后期血海空虚予以补肾养阴生津，在上方基础上加山茱萸10g、当归10g、天花粉10g。共15付，日一付，水煎服。

三诊（2015年1月7日）：于1月2日经行，周期24天，现月经周期第5天，经量中等，经色鲜红，现经血未净，量已少，口干，梦多，无不适，纳可，二便调。舌红，苔裂，脉细弦。考虑经后期血海空虚予以补肾养阴生津，在上方基础去当归、天花粉加枸杞子10g，共10付，日一付，水煎服。

四诊（2015年1月19日）：月经周期第17天，3天前觉左下腹胀痛，口干不欲饮，头痛，夜寐欠佳，梦多，纳可，大便黏，小便黄。舌红苔裂，脉细弦。考虑肝肾阴虚，水不涵木，肝火上炎所致头痛、夜寐欠佳、梦多。故在大补阴丸补肾养阴基础上加清肝火之栀子、钩藤、牛膝等。处方：龟甲10g，知母10g，黄柏10g，熟地黄10g，生地黄10g，栀子10g，钩藤10g，地骨皮10g，天花粉10g，沙参10g，麦冬10g，甘草10g，牛膝10g。共10付，日一付，水煎服。

五诊（2015年2月2日）：月经周期第3天，于1月

30日经行，经量中等，无血块，经行下腹胀痛甚，半天后缓解，现经量已少，经色鲜红，已无腹痛和头痛，夜寐欠佳，梦多，纳可，大便黏，小便黄。舌暗红苔裂，脉细弦。考虑经后期血海空虚，予以大补阴丸补肾养阴，处方：龟甲10g，知母10g，黄柏10g，熟地黄10g，生地黄10g，山茱萸10g，牛膝10g，甘草10g，续断10g，白芍10g，白术10g，麦冬10g，太子参10g。共12付，日一付，水煎服。

**按语**：该患者月经周期提前就诊，属于中医的月经先期。患者因先天禀赋不足，肾气亏虚，精血不足，冲任血海亏虚以致阴虚血热，迫血妄行，则月经周期提前；肾虚不能濡养外府则腰酸；肾虚不能系胎，故屡孕屡堕；肾精不足，虚热内生，上扰心神出现失眠多梦；口干，舌红，苔裂，脉细弦为肾精亏虚的表现。故本病诊断为月经先期；辨证为阴虚血热证；治法补肾养阴，清热调经；处方选大补阴丸合两地汤加减。方中龟甲、熟地黄、白芍滋肾养阴补血；黄柏、知母清热泻火；生地黄、地骨皮、墨旱莲养阴清热；续断、桑寄生补益肝肾；甘草调和诸药。并结合调周治疗，经后期加当归、山茱萸、天花粉补肾养阴，故肾阴充足，冲任阴血充盛，肾水充足，热清经调。

## 【病例5】月经先期（阴虚血热证）——卵巢储备功能下降

牟某某，女，40岁，于2013年11月15日就诊。

**主诉**：月经周期提前3年余。

**病史**：患者自诉自2010年3月开始出现月经周期提前，周期为12～25天，经行4～5天干净，经量中，有血块，下腹隐痛，经行腰酸不适，末次月经11月7日，4天干净，纳可，夜寐多梦，二便调。孕5产1，顺产1胎，人流1次，药流3次。舌红，苔黄，脉细弱。

**中医诊断**：月经先期。

**辨证**：阴虚血热证。

**治法**：滋肾益阴，清热调经。

**处方**：大补阴丸合两地汤加减。

**方药**：知母10g，龟甲10g，黄柏10g，熟地黄10g，白芍20，山茱萸10g，麦冬10g，太子参15g，地骨皮10g，五味子5g，桑叶10g。7付，日一付，水煎服。

2013年11月28日二诊：月经周期第21天，纳寐可，大便稍硬，小便色黄，余无不适。周期23天。舌红，苔黄腻，脉细弱。苔黄腻考虑为脾虚不能运化水湿，郁而化热所致，在养阴清热的基础上加健脾祛湿之品，处方药：太子参12g，麦冬10g，黄柏10g，熟地黄10g，甘草10g，地骨皮10g，淮山药12g，白术10g，茯苓10g，薏苡仁20g。7付，日一付，水煎服。

2013年12月2日三诊：于11月28日经行，今经行第4天未净，量少，有少量血块，周期21天，腹痛改善，口干夜寐欠佳，入睡困难，小便频，口干。舌红，苔少，脉细弱。30/11查性激素六项：FSH 22.15IU/L，LH 7.07IU/L。考虑卵巢功能下降为肾阴虚所致，治疗予以补肾养阴清热之大补阴丸合两地汤加减，处方：龟甲10g，知母10g，黄柏10g，熟地黄10g，甘草10g，麦冬10g，石斛10g，地骨皮10g，太子参10g，白芍20g。7付，日一付，水煎服。

# 一、月经病

2013年12月9日四诊：月经周期第11天，腰胀，便溏，口干，夜寐多梦，舌红，苔少，脉细弱。治疗继续予以两地汤合大补阴丸加减清热养阴调经，处方：地骨皮10g，生地黄10g，玄参10g，龟甲10g，麦冬10g，太子参10g，五味子5g，山茱萸10g，淮山药10g，茯苓10g，黄柏10g，何首乌20g，白芍20g。7付，日一付，水煎服。

2013年12月20日五诊：月经周期第22天，现觉下腹胀，大便溏烂，日行一次，口干，舌红，苔黄腻，脉细弱。苔黄腻考虑为脾虚不能运化水湿，郁而化热所致，在养阴清热的基础上加健脾祛湿之品。处方：龟甲10g，知母10g，黄柏10g，熟地黄10g，淮山药10g，芡实10g，地骨皮10g，玄参10g，白芍10g，薏苡仁20g，苍术10g。10付，日一付，水煎服。在此基础上治疗2个月，月经周期基本恢复25～28天。

**按语：**患者月经周期提前至12～25天已经3年余，属于中医的月经先期。该患者舌红，苔黄腻，脉细弱考虑其因阴虚血热引起。患者年龄已经40岁，肾气渐衰，且有多次堕胎史，损伤肾气，肾阴亏虚，虚热内生，热扰冲任，血海不宁，迫血妄行则月经先期而至。热伤阴液，则咽干口渴，月经量少，色红。热扰心神则睡眠欠佳；舌红，苔少，脉细弱，均为阴虚血热之征。治宜滋肾益阴，清热调经。方选大补阴丸合二至丸加减。方中用熟地黄、龟甲滋阴潜阳，壮水制火，即所谓培其本。以黄柏苦寒泻相火以坚阴，知母苦寒而润，上能清胃热，下能滋肾水，与黄柏相须，苦寒降火，保存阴液，平抑亢阳，即所谓清其源，以麦冬、白芍养血滋阴柔肝，太子参益气养阴，用生地黄、地骨皮取义"两地汤"，以养阴滋液，壮水以制火，清虚热，泻肾火。滋阴壮水，水足则火自平，阴复则阳自秘，则经期如常。

## 【病例6】月经先期（阴虚血热证）

罗某某，女，47岁，于2015年6月11日首次就诊。

**主诉**：人流术后月经周期提前5个月。

# 一、月经病

**病史**：患者自诉于2015年1月孕50余天行无痛人流术后，术后开始出现月经周期提前，周期14～23天，近2个月来于4月24日、5月19日、6月3日月经来潮，经期3～5天，量中，色暗红，少许血块，无痛经，入睡困难，夜汗多。平素月经规律，14岁初潮，月经周期30天，月经经期7天，量中，色暗红，少许血块，无痛经。G4P2，顺产1男1女，人流两次。舌红，少苔，脉沉细。B超：子宫附件无异常。妇检：外阴正常，阴道畅，内见较多量白色水样分泌物，无异味，宫颈光滑，常大。

**中医诊断**：月经先期。

**辨证**：阴虚血热。

**治法**：养阴清热调经。

**处方**：两地汤合大补阴丸加减。

**方药**：知母10g，黄柏10g，生地黄12g，龟甲10g，石斛10g，太子参15g，麦冬10g，山茱萸10g，甘草6g，地骨皮10g，玄参10g，白芍20g，淮山药10g。7付，日一付，水煎服。

二诊（2015年7月2日）：月经周期第15天。末次月经6月19日，6天干净，经量中等，周期15天，前次月经6月3日，自觉入睡困难，夜汗多，服药后大便次数增多，日行2～3次，质软，余无其他不适。舌暗红，苔黄，脉沉。查性激素：FSH6.39IU/L，LH 2.63IU/L，余正常。处方：生地黄20g，地骨皮12g，玄参12g，麦冬10g，白芍20g，太子参20g，五味子5g，山茱萸12g，石斛10g，龟甲10g，丹参15g，知母10g，黄柏10g，鹿角胶10g，浮小麦10g。7付，日一付，水煎服。

三诊（2015年7月9日）：月经周期第3天，于7月7日经行，经量多，色暗红，无血块，周期18天。舌暗红，苔少，脉沉。考虑经量多，舌暗有瘀血，予以云南白药0.5g，一日3次，服用3天；中医予以益气养阴止血调经的生脉饮合当归补血汤加减。处方：太子参15g，麦冬10g，五味子5g，北黄芪20g，浮小麦10g，山茱萸10g，女贞子12g，墨旱莲12g，甘草6g，桑叶10g，当归10g，煅牡蛎15g，蒲黄炭10g。5付，日一付，水煎服。

四诊（2015年7月14日）：月经周期第8天，末次月经7月7日，7天干净，经量多，经色鲜红，无血块，余无特殊不适。舌暗红，苔少，脉沉细。考虑经后期，予以健脾益气养阴之生脉散加减。处方：当归10g，白芍20g，太子参15g，麦冬10g，五味子5g，山茱萸10g，生地黄12g，淮山药10g，甘草6g，女贞子12g，墨旱莲12g，北黄芪20g，浮小麦10g。10付，日一付，水煎服。

五诊（2015年7月23日）：月经周期第16天，自诉夜寐欠佳，现梦已少，舌淡暗，苔少，脉沉。考虑气阴两虚，继续予以健脾益气、养阴清热调经之大补阴丸加减。处方：太子参15g，麦冬10g，五味子5g，生地黄20g，山茱萸10g，淮山药15g，黄柏10g，知母10g，甘草6g，北黄芪20g，地骨皮10g，石斛10g，当归10g，白芍20g，浮小麦10g，牡丹皮10g。7付，日一付，水煎服。

六诊（2015年8月1日）：月经周期第25天，夜寐差，难入睡，腰酸胀，腹胀，大便溏烂，日行一次，乏力。舌暗红，苔薄白。考虑继续予以养阴清热调经，处方：知母10g，黄柏10g，当归10g，生地黄12g，龟甲10g，山茱萸10g，淮山药10g，甘草6g，太子参15g，麦冬10g，白芍20g，地骨皮10g，菟丝子15g，石斛10g。5付，日一付，水煎服。

七诊（2015年8月6日）：月经周期第5天，于8月2日经行，经量中，色鲜红，无血块，无痛经，现经未净，经量已经减少。纳可，入睡困难，月经周期25天。舌红，苔少，脉沉。经治疗患者周期基本恢复正常，考虑经后期予以补肾养阴，清热调经，继续在上方的基础加减。处方：当归10g，白芍20g，太子参15g，麦冬10g，五味子5g，山茱萸10g，生地黄12g，淮山药10g，甘草6g，女贞子12g，墨旱莲12g，北黄芪20g，浮小麦10g，龟甲10g。12付，日一付，水煎服。

八诊（8月20日）：月经周期第16天，末次月经8月2日，经期5天干净，诉近一周午后下肢肿胀，乏力，寐差，难入睡。舌红，苔薄黄，脉沉细。处方：知母10g，黄柏10g，生地黄12g，龟甲10g，山茱萸10g，淮山药10g，甘草6g，太子参15g，麦冬10g，牡丹皮10g，大枣9g，小麦10g，地骨皮10g，五味子5g。10付，日一付，水煎服。

九诊（2015年9月1日）：月经周期第4天，月经于8月28日经行，经量中，今经未净，经量已少，周期26天。舌暗红，苔少，脉沉。处方：知母10g，黄柏10g，生地黄12g，龟甲10g，山茱萸10g，淮山药10g，甘草6g，太子参15g，麦冬10g，牡丹皮10g，大枣9g，小麦10g，当归10g，白芍15g，五味子5g。10付，日一付，水煎服。于11月26日复诊，患者现月经周期26～27天，基本正常，经量中等。

**按语：**患者人流术后出现月经周期提前，甚至15天一潮，属于中医的月经先期。根据患者的舌红，少苔，脉沉细考虑为阴虚血热所致。阴虚血热，热扰冲任，迫血妄行则出现月经先期；热扰心神则出现失眠。故中医诊断：月经先期。辨证：阴虚血热型。治则：养阴清热调经。方药予以两地汤合大补阴丸加减，方中地骨皮、知母、黄柏养阴清热，滋阴潜阳；山茱萸、生地黄、龟甲补肾养阴填精，太子参、麦冬益气养阴，玄参、白芍、淮山药、石斛养阴生津，甘草调和诸药，使得肾水充足，壮水制火，则虚热清，冲任气血调和，则经自调。

## 2. 月经后期

### 2.1　肾虚型1例

**【病例1】**月经后期（肾虚型）

王某某，女，24岁，警察。于2014年6月26日初诊。

**主诉**：月经周期推后1年，停经3月余。

**病史**：患者自诉以往月经周期规律，行经3～7天，经量中，色鲜红，有血块，无痛经史。自去年5月军训始有5月不行经，今年1月份自服"黄体酮胶囊"而来潮2次。末次月经为2014年3月9日，至今月经未来潮，腰酸，无乳胀，无腹痛，纳寐可，二便调。患者颜面有痤疮，舌淡红，苔薄黄，脉细。

**中医诊断**：月经后期。

**辨证**：肾虚型。

**治法**：补肾滋阴调经。

**处方**：左归丸加减。

**方药**：枸杞子10g，菟丝子10g，鹿角胶（烊化）10g，当归10g，紫河车10g，龟甲（先煎）10g，墨旱莲10g，女贞子10g，甘草10g，牛膝10g，白术10g，7剂，每日一剂，水煎服。

2014年7月7日二诊：月经仍未来潮，颜面痤疮，腰酸，纳寐尚可，二便调，舌淡红，苔薄黄，脉细弦。2014年6月28日B超提示"内膜0.5cm，双卵巢多囊样超声改变"。性激素六项示：FSH 3.82mIU/ml，LH 6.77mIU/ml，$E_2$ 81.98pg/ml，P 0.17ng/ml，PRL 9.70ng/ml，T 0.36ng/ml。处方：守上方，加桃仁10g、川芎10g，15剂，每日一剂，水煎服。

2014年7月21日三诊：月经于2014年7月18日来潮，现为月经第3天，仍有少许阴道流血。大便秘结，口干，燥热。舌淡，边红，苔黄，脉沉弦。考虑经后期，予以补肾养阴，处方：山茱萸10g，女贞子10g，白芍10g，甘草10g，柴胡10g，枸杞子10g，川芎10g，菟丝子10g，鹿角胶（烊化）10g，丹参10g，紫河车10g，7剂，每日一剂，水煎服。

2014年8月4日四诊：月经周期第17天，本次月经于2014年7月18日来潮。21/7性激素6项示：FSH 3.10mIU/ml，LH 2.61mIU/ml，余未见异常。B超（2/8）示：内膜0.7cm，左卵泡1.0cm×0.8cm，右卵泡1.1cm×

0.7cm。舌淡，边红，苔黄，脉沉。考虑排卵后，在补肾养阴的基础上补肾助阳。处方：淫羊藿（仙灵脾）10g，巴戟天10g，当归10g，甘草10g，覆盆子10g，枸杞子10g，川芎10g，菟丝子10g，鹿角胶（烊化）10g，丹参10g，紫河车10g，石斛10g，牛膝10g，柴胡10g。12剂，每日一剂，水煎服。

2014年8月27日五诊：停经40天，现月经仍未来潮。自觉乳胀。舌淡，边红，苔黄，脉弦。考虑经前期，予以疏肝行气、活血通经。处方：当归10g，牛膝10g，白芍10g，益母草10g，柴胡10g，枸杞子10g，川芎10g，桃仁10g，鹿角霜10g，丹参10g，川楝子10g，7剂，每日一剂，水煎服。

2014年11月28日六诊：经治疗于8月30日经行，周期23～27天，基本正常，分别于9月26日、10月21日、11月14日月经来潮。现无特殊不适。舌淡，边红，苔黄，脉沉。处方：山茱萸10g，生地黄10g，白芍10g，地骨皮10g，当归10g，五味子10g，川芎10g，玄参10g，太子参10g，知母10g，龟甲（先煎）10g，何首乌20g，15剂，每日一剂，水煎服。

**按语**：患者自军训后由于过劳伤肾，损伤肾精，肾精亏虚，血海不能按时满溢故出现月经愆期来潮，量少；肾虚不能荣养外府则出现腰酸；经血鲜红、口干、颜面痤疮等均为阴虚血热的表现。经前乳胀则是肾阴不足无以养肝柔肝的表现。故本病为月经后期，证属肾虚型，治法补肾填精调经，方选左归丸加减，方中当归、枸杞子、菟丝子、鹿角胶、紫河车、龟甲补肾填精，墨旱莲、女贞子养阴清热，白术健脾以助气血生化之源，牛膝补肾强腰、引血下行，甘草调和诸药；同时结合月经周期治疗，经前期活血通经、经期补肾养阴、经后期温肾助阳，使得肾精充盛，血海按时满溢则经调。

## 2.2　肾阴虚7例

### 【病例2】月经后期——肾阴虚证

卢某某，女，20岁。于2015年9月19日就诊。

**主诉**：月经经期推后9个月。

**病史**：患者自诉14岁月经初潮，既往月经规则，周期30～37天，经行6天，量中，色暗，无血块，无痛经。自今年1月开始出现月经周期推后，周期45天至5个月，末次月经9月11日，因停经将近5个月服黄体酮后月经来潮，经行3天，经量少，色暗。口干，腰酸，夜寐多，睡后易醒，饮食尚可，大便结，2～3天一次。舌红，少苔，脉细。B超（8月24日）显示：子宫附件未见明显异常。性激素六项：正常。

**中医诊断**：月经后期。

**辨证**：肾阴虚证。

**治法**：滋阴补肾，养血调经。

**处方**：大补阴丸合生脉散加减。

**方药**：当归10g，白芍20g，山茱萸10g，生地黄12g，龟甲10g，知母10g，黄柏10g，沙参10g，麦冬10g，石斛10g，甘草6g，丹参15g，陈皮6g。7付，日一付。水煎服。

于2015年9月26日二诊：月经周期第16天，近来口腔溃疡，口干喜饮，夜寐欠佳，梦多，大便2～3天一次。舌红，少苔，脉细。考虑阴虚内热，在上方基础加山药15g。14付，日一付，水煎服。

于2015年10月24日三诊：于10月17日经行，3天干净，经量少，色暗红，无痛经，周期37天。口干喜饮，夜寐欠佳，梦多，大便2～3天一次。舌红，苔黄，脉沉。继续守方出入加减治疗3个月，患者月经周期32～36天，经量恢复正常。

**按语**：患者月经周期45天至5个月，属于中医的月经后期。患者肾阴不足，冲任精血亏虚，血海不能按时满溢，故出现月经后期；肾虚不能濡养其外府，故腰酸；肾阴不足则阴虚内热，则出现口干，夜梦多，舌红，苔少，脉细之征象。故本病诊断为月经后期，辨证为肾阴虚证，治以滋阴补肾、养血调经，方药予以大补阴丸合生脉散加减，方中大补阴丸补肾填精清热，生脉散益气养阴，当归、白芍、山茱萸酸甘柔养肝血；沙参、麦冬、石斛补养阴液，丹参凉血活血，甘草调和诸药，使得肾水足，虚火清，气血旺，冲任血海按时满溢，故经调。

## 【病例3】月经后期（肾阴虚型）

彭某某，女，29岁，于2015年7月16日就诊。

**主诉**：月经周期推后6个月，停经3月。

**病史**：患者自诉月经近半年周期推后至36～50天，经行4天干净，量中，有痛经，末次月经4月19日，4天干净，现偶有头晕耳鸣、腰膝酸软，五心烦热，夜寐欠佳，多梦，口干、口苦，平素易腹泻。舌红，少苔，脉细。孕0产0。性激素六项（21/4）：正常。B超：内膜7mm，无优势卵泡。舌嫩红，苔少，边有齿印，脉细弦。

**中医诊断**：月经后期。

**辨证**：肾阴虚证。

**治法**：滋肾益阴，调补冲任。

**处方**：大补阴丸加减

**方药**：知母10g，龟甲10g，黄柏10g，熟地黄10g，枸杞子10g，栀子10g，麦冬10g，石斛10g，沙参10g，甘草10g，墨旱莲10g。15付，日一付，水煎服。

二诊（2015年8月6日）：服上药后，于8月3日经行，现经行第4天，经色鲜红，舌红边有齿印，苔薄白，脉沉。处方：知母10g，龟甲10g，黄柏10g，葛根10g，天花粉10g，石斛10g，沙参10g，太子参10g，山茱萸10g，熟地黄10g，甘草10g。10付，日一付，水煎服。在此基础上守方加减，患者月经周期恢复至28～32天。

> **按语**：患者因"月经周期推后6个月，停经3月"就诊，属于中医的月经后期。考虑为肾阴虚所致，素体肾阴亏虚，冲任空虚，血海不能如期满溢，致使月经后期。肾阴虚不能上荣脑髓以及外府则头晕耳鸣、腰膝酸软。阴虚内热，热扰心神故五心烦热，夜寐欠佳，多梦。舌红，少苔，脉细均为肾阴虚之征。本证由肝肾亏虚、真阴不足、虚火上炎所致，治宜大补真阴以治本，佐以降火以治标，标本兼治。方选大补阴丸加减。以滋阴降火为法，以"阴常不足、阳常有余"为理论依据，方中用熟地黄、龟甲滋阴潜阳，壮水制火，即所谓培其本。以黄柏苦寒泻相火以坚阴，知母苦寒而润，上能清

胃热，下能滋肾水，与黄柏相须，苦寒降火，保存阴液，平抑亢阳，即所谓清其源，以枸杞子养血滋阴柔肝，沙参、麦冬、石斛滋养肺胃，养阴生津，配以葛根、天花粉润燥生津。全方共奏滋肾养阴、调补冲任之功，则血海按时满溢则经调。

## 【病例4】月经后期（肾阴虚型）

李某某，女，48岁，于2015年12月21日就诊。

**主诉**：停经2月余经未行。

**病史**：患者自诉既往月经规则，周期28～30天，经期3～4天，经量中等，经色鲜红，末次月经2015年10月7日，现已经停经2月余至今经未行，觉得心烦易怒，夜寐欠佳，白带可，舌淡红，苔裂，脉沉细。

**中医诊断**：月经后期。

**辨证**：肾阴虚证。

**治法**：补肾益气，养阴调经。

**处方**：大补阴丸加减。

**方药**：龟甲10g，知母10g，黄柏10g，熟地黄

10g，太子参10g，石斛10g，鹿角胶10g（烊化），枸杞子10g，何首乌20g，钩藤10g，山药15g。7付，日一付，水煎服。

于2015年12月30日二诊：服上药后于12月26日经行，经量中等，经色鲜红，上症缓解，舌淡红，苔裂，脉沉细。继续在上方的基础加巴戟天10g，当归10g。12付，日一付，水煎服。

**按语：** 患者因月经周期推后2月余经未行就诊，属于中医的月经后期。根据患者的心烦易怒，夜寐欠佳，舌淡红、苔裂，脉沉细考虑为肾阴不足。血海空虚不能按时满溢，故月经后期。肾阴亏虚，水不涵木，虚火内生，上扰心神故出现心烦易怒，夜寐差；舌淡，苔裂，脉沉细即为肾阴亏虚。故诊断为月经后期，证型为肾阴虚证。治则滋阴补肾，养血调经。方药予以大补阴丸加减，以补肾益气，养阴调经，方中熟地黄、枸杞子、何首乌补养肾阴，知母、黄柏清热泻火，龟甲、鹿角胶血肉有情之品补阴助阳以养任督二脉；太子参养阴益气，石斛、山药健脾养阴，钩藤清热平肝，息风定惊；使得肾水足，虚火清，气血旺，冲任血海按时满溢，故经行。在经后血海空虚时，需补养气血，因该患者的舌有裂纹，考虑有阴血不足，但是舌质是淡的，说明脾阳不足，治疗时如果单纯用补脾阳效果不佳，考虑由于患者年龄已经到了七七，肾气衰，肾的阴阳亏虚，故治疗在补肾养阴的大补阴丸的基础上通过用补肾阳来补脾阳，陈师多用巴戟天来补肾温阳，加当归养血补血。

## 【病例5】月经后期（肾阴虚）——高泌乳素血症、高雄激素血症

邓某某，女，30岁，于2015年11月19日初诊。

**主诉**：月经周期推后1年余。

**病史**：患者自诉去年1月开始出现月经推后，周期40余天，曾在外院诊治提示高雄激素血症，于8月、9月服用达英-35，于9月24日停用达英-35后又开始出现月经周期推后，现夜寐欠佳，梦多，偶有腰

酸。末次月经2015年11月11日，月经经量少，经色暗红，周期43天。舌红，苔薄白，有裂痕，脉沉细。孕0产0。妇检：子宫、附件未见异常。查性激素六项：FSH6.94mIU/ml，LH7.12mIU/ml，PRL40.98ng/ml，T 0.87ng/ml（0.11～0.57ng/ml），P 0.13ng/ml。

**西医诊断**：① 高雄激素血症；② 高泌乳素血症。

**中医诊断**：月经后期。

**辨证**：肾阴虚型。

**治法**：补肾养血调经。

**处方**：大补阴丸加减。

**方药**：当归10g，白芍15g，黄柏10g，知母10g，龟甲10g，生地黄12g，山茱萸10g，淮山药15g，菟丝子10g，枸杞子10g，甘草6g，石斛10g，陈皮6g，茯苓15g。7付，日一付，水煎服。

二诊（2015年11月26日）：月经周期第15天，经治疗夜寐较前改善，现偶有咳嗽，咳少量黏痰、色白，舌红，苔黄腻，脉沉细。考虑咳嗽为痰湿所致，在上方基础加化痰祛湿之二陈汤，处方：知母10g，黄柏10g，龟甲10g，生地黄15g，甘草6g，苍术10g，薏苡仁20g，菟丝子15g，枸杞子10g，当归10g，鹿角胶10g（烊化），陈皮6g，法半夏10g，茯苓15g，白芍15g。7付，日一付，水煎服。

三诊（2015年12月3日）：月经周期第23天，经治疗患者已经无咳嗽、咳痰，已能入睡，舌红，苔裂，脉沉细。处方：知母10g，黄柏10g，龟甲10g，生地黄12g，熟地黄12g，太子参15g，麦冬10g，五味子5g，菟丝子15g，枸杞子10g，白术10g，覆盆子10g，甘草6g，淮山药15g，川续断10g。7付，日一付，水煎服。

四诊（2015年12月10日）：月经周期第29天，近2日左偏头痛，夜寐欠佳，喉间有痰，吐不出，舌暗红，苔裂，脉弦。考虑经将至，冲任气血充盛下聚胞宫，阴血相对偏虚，阴虚肝阳上亢，故予以大补阴丸合小柴胡汤、半夏厚朴汤加减以滋阴潜阳，理气化痰。处方：柴胡9g，黄芩10g，党参20g，法半夏10g，甘草6g，龟甲10g，黄柏10g，生地黄10g，益母草10g，牛膝（牛七）10g，当归10g，白芍15g，陈皮6g，厚朴10g，茯苓10g。7付，日一付，水煎服。

五诊（2015年12月26日）：停经45天，经未行，周期43天，觉口干，咽痒，易怒，自觉夜间烘热，无盗汗，偶有耳鸣，有偏头痛，夜寐欠佳，梦多，入睡难，纳可，二便调。查尿HCG：阴性。舌暗红，苔少，脉细滑。考虑患者脉象细滑可能有孕，予以养阴清热安胎之寿胎丸加减。处方：太子参15g，麦冬10g，女贞子12g，墨旱莲12g，黄芩10g，菟丝子10g，白芍20g，川续断10g，生地黄12g，桑寄生10g，甘草6g，淮山药15g。7付，日一付，水煎服。

六诊（2016年1月2日）：停经52天，经未行，自测尿HCG（+），现自觉乳房胀痛，腰酸，乏力，无腹痛、无阴道流血，舌红，苔黄腻，脉细滑。予以查血HCG、P，治疗在上方的基础上加石斛10g、杜仲10g、阿胶10g。5付，日一付，水煎服。

七诊（2016年1月19日）：停经69天，无腹痛、无阴道流血，舌红，苔少，脉细滑。B超提示宫内妊娠，见胎心。继续守上方治疗，7付，日1付，水煎服。

**按语：** 患者以"月经推后1年余"就诊，属于中医的月经后期。因患者有月经推迟、量少、色暗、腰酸、多梦等表现，结合舌红，苔薄白，有裂痕，脉沉细，考虑肾阴虚导致的月经推迟。肾虚精亏血少，冲任亏虚，血海不能如期满溢，致使月经后期，经量少肾阴虚不能上荣脑髓以及外府则头晕耳鸣、腰膝酸软。阴虚内热，热扰心神故五心烦热，夜寐欠佳，多梦。舌红，少苔，脉细均为肾阴虚之征。故本病为月经后期，证属肾阴虚型，治法补肾养阴调经，方选大补阴丸加减。方中龟甲滋阴潜阳，壮水制火，黄柏苦寒泻相火以坚阴；知母苦寒而润，上能清肺经，下能滋肾水，与黄柏相须为用，保存阴液。龟甲、山茱萸、生地黄、石斛补肾养阴，填精益髓；当归、白芍补养阴血；淮山药、茯苓、陈皮健脾理气，通过补益后天之本以资气血生化之源；菟丝子、枸杞子补益肝肾；甘草调和诸药。全方使得肾气盛、冲任阴血充盛，则虚火清，患者夜寐欠佳明显改善。二诊时因咳嗽、咳痰、色白，考虑为痰湿所致，在上方基础上加二陈汤燥湿化痰，理气和中。经治疗三诊时已无咳嗽咳痰，考虑经前期，在补肾养阴填精基础上加温肾壮阳的覆盆子、续断等。四诊经将至，冲任气血充盛下聚胞宫，阴血相对偏虚，阴虚肝阳上亢，出现偏头痛，故予以大补阴丸合小柴胡汤加减以补肾养阴，柔肝养血。五诊出现滑脉，考虑已经受孕，予以补肾益气养阴安胎之生脉散合寿胎丸加减。六诊已经确诊妊娠，在五诊基础方加强补肾养血安胎的石斛、杜仲、阿胶，经治疗患者B超检查已经见胎心。

## 【病例6】月经后期（PCOS）——肾阴虚

罗某某，女，33岁，于2014年5月7日就诊。

**主诉**：月经后期4年。

**现病史**：患者自述近4年月经失调，周期推后至60～90天，近2个月服妈富隆治疗，末次月经2014年5月1日，经量中，色鲜红，无痛经，经期7天干净，周期28～30天。查性激素：LH 13.57IU/L，FSH 8.95IU/L，T 0.41ng/ml（正常值：0.11～0.57ng/ml）。B超提示：多囊卵巢综合征。舌红，苔裂，脉细弦。

**西医诊断**：多囊卵巢综合征。

**中医诊断**：月经后期。

**辨证**：肾阴虚证。

**治法**：滋肾养阴调经。

**处方**：大补阴丸加减。

**方药**：知母10g，龟甲10g，黄柏10g，熟地黄20g，白芍10g，菟丝子10g，淮山药10g，枸杞子10g，石斛10g，麦冬10g，山茱萸10g。15付，日一付，水煎服。

于2015年6月9日二诊：服上药后于5月25日经行，经量偏少，色鲜红，周期25天，现腹胀。舌红，苔裂，脉细弦。考虑月经量偏少，予以养血调经，在上方基础上加养血之四物汤加减，处方：知母10g，龟甲10g，熟地黄10g，丹参10g，淮山药10g，茯苓10g，枸杞子10g，菟丝子20g，当归10g，川芎10g，甘草10g。7付，日一付，水煎服。

于2015年6月18日三诊：于6月16日经行，行经第3天，经量偏少，色红，周期21天。舌红，苔裂，脉细弦。考虑月经先后不定期，予以补肾养肝调经，在上方基础加用定经汤加减。处方：山茱萸10g，知母10g，龟甲10，黄柏10g，熟地黄10g，柴胡10g，淮山药10g，甘草10g，丹参12g，白芍20g，何首乌20g，川楝子10g。7付，日一付，水煎服。

于2015年6月27日四诊：月经周期第12天，夜寐欠佳，多梦易醒，近日脱发多。在上方基础上加石斛10g，当归10g。12付，日一付，水煎服。

于2015年7月11日五诊：现月经周期第25天，无不适。舌淡红，苔裂，脉细。处方：龟甲10g，山茱萸10g，淮山药10g，何首乌20g，石斛10g，麦冬10g，甘草10g，白术10g，菟丝子10g，当归10g，丹参12g，太子参20g。10付，日一付，水煎服。

于2015年7月21日六诊：于7月15日经行，经量中，周期30天，现仍有少量经血，夜寐较前好转，大便质稀。舌淡红，苔裂，脉细弦。经治疗患者月经周期基本恢复正常，继续予以补肾益气养阴之大补阴丸加减。处方：北黄芪20g，白芍10g，白术10g，茯苓10g，龟甲10g，山茱萸10g，太子参10g，麦冬10g，何首乌20g，知母10g，丹参12g，五味子10g。10付，日一付，水煎服。在此基础上守方加减治疗，月经周期恢复正常。

**按语**：患者出现月经周期推后至60～90天一行，属于中医的月经后期。由于肾阴不足，阴血亏虚，冲任血海满溢不足故出现月经后期，经量过少；肾阴亏虚，虚火内生，上扰心神故出现夜寐差；舌红，苔裂，脉细弦即为肾阴亏虚。故证型为肾阴虚证。治则滋阴补肾，养血调经。方药予以大补阴丸补肾养阴，菟丝子、白芍、山茱萸、枸杞子酸甘补肾填精；石斛、麦冬、淮山药健脾养阴；使得肾水足，虚火清，气血旺，冲任血海按时满溢，故经调。

## 【病例7】月经后期（肾阴虚证）——卵巢储备功能下降

荣某，女，44岁，于2015年10月15日初诊。

**主诉**：停经近5月，经未行。

**现病史**：患者自诉既往月经规则，14岁月经初潮，周期28天，经期6天，末次月经2015年5月5日，经量中，经色鲜红，无痛经。于今年5月经行后，至今未行经，潮热汗出，夜寐欠佳，梦多。舌红，苔少，脉细弦。8月份查性激素：FSH 68.20IU/L，LH 26.94IU/L，$E_2$ 10.17pg/ml，P 0.15ng/ml。今B超：Em 6mm，双侧卵巢稍小。

**中医诊断**：月经后期。

**辨证**：肾阴虚证。

**治法**：滋肾养阴调经。

**处方**：大补阴丸加减。

**方药**：知母10g，龟甲10g，黄柏10g，熟地黄10g，合欢皮10g，菟丝子10g，麦冬10g，浮小麦20g，五味子5g，当归10g，川芎10g，石斛10g。7付，日一付，水煎服。

于2015年11月5日二诊：于2015年11月3日经行，经量中，色红，无痛经，现月经第3天，潮热汗出已经明显缓解，夜寐欠佳，多梦。舌红，苔少，脉细弦。考虑经后期肾阴不足，继续予以补肾养阴之大补阴丸加减治疗。处方：知母10g，龟甲10g，黄柏10g，熟地黄10g，山茱萸10g，桑椹10g，枸杞子10g，白芍10g，太子参12g，麦冬10g，何首乌20g，黄精10g。7付，日一付，水煎服。

**按语**：该患者停经5月经未行，属于中医学的"月经后期"范畴，为肾阴虚证。由于肾阴不足，阴血亏虚，冲任血海满溢不足故出现月经后期，经量过少；肾阴亏虚，虚火内生，上扰心神故出现夜寐差；舌红，苔少，脉细弦即为肾阴亏虚。故证型为肾阴虚证。治法滋阴补肾，养血调经。方药：大补阴丸加减。方中熟地黄、龟甲补肾养阴，填精益髓；知母、黄柏泻火坚阴；合欢皮解郁安神；菟丝子滋补肝肾；浮小麦、五味子收敛固涩，益气生津；麦冬、石斛养阴生津；当归、川芎补血活血，调经止痛。使得肾水足，虚火清，气血旺，冲任血海按时满溢，故经调。

## 【病例8】月经后期（肾阴虚证）——卵巢储备功能下降

李某某，女，39岁，于2014年12月17日初诊。

**主诉**：停经5个月，月经稀发2年余。

**现病史**：患者自诉末次月经2014年7月上旬，此前月经周期先后不定，15 ～ 120天一行。查B超提示：双侧卵巢偏小。曾用西药治疗，中药调理，7月上旬月经来潮后，至今经未行。现自觉乳房微胀，无下腹坠胀感，纳可，夜寐欠佳，二便正常。舌红，苔少，脉细数。

**中医诊断**：月经后期。

**辨证**：肾阴虚证。

**治法**：滋阴补肾调经。

**处方**：大补阴丸加减。

**方药**：当归10g，白芍20g，川芎10g，龟甲10g，知母10g，黄柏10g，熟地黄10g，太子参12g，丹参10g，菟丝子10g，白术10g，墨旱莲10g。7付，水煎服。

12月24号二诊：查性激素6项示卵巢早衰。患者自觉乳胀症状、睡眠情况好转，但经仍未行，伴口干。舌黯红，苔薄白，脉细。处方：白术10g，茯苓10g，生党参12g，丹参10g，淫羊藿（仙灵脾）10g，仙茅10g，川芎10g，丹参12g，鹿角霜10g，牛膝10g，益母草10g。7付，水煎服。

1月9日三诊：月经尚未来潮，口干症状、睡眠质量较前改善。舌暗红，苔薄白，脉细涩。治以滋阴活血调经。处方：龟甲10g，知母10g，黄柏10g，熟地黄20g，当归10g，茯苓10g，甘草10g，天花粉10g，丹参12g，淫羊藿（仙灵脾）10g，牛膝10g，益母草10g。7付，水煎服。

1月21日四诊：经未行，口干症状缓解。舌质暗，苔薄，脉沉细。处方：香附10g，白芍20g，白术10g，茯苓10g，当归10g，川芎10g，桃仁5g，知母10g，益母草10g。7付，水煎服。

1月26日五诊：停经半年，卵巢早衰。经未行，舌暗淡，苔薄白，脉沉细。一派虚证，以补肾，补益气血为主。处方：龟甲10g，鹿角胶10g，紫河车10g，山茱萸10g，熟地黄20g，何首乌20g，甘草10g，白芍20g，生党参12g。15付，水煎，内服。

4月10日六诊：停经8个月，乳胀，下腹坠胀感，纳寐及二便可。舌暗红，苔薄，脉细弱。处方：知母10g，龟甲10g，黄柏10g，紫河车10g，巴戟天10g，川芎10g，丹参20g，牛膝10g，川续断10g，桃仁5g，红花10g，益母草10g。7付，水煎，内服。

4月25日七诊：月经于4月12日来潮，量偏少，色暗，今未净，舌暗红，苔薄少，脉细数。经期点滴难尽，予清热止血调经为法。处方：太子参20g，麦冬12g，墨旱莲10g，女贞子10g，五味子5g，当归10g，白芍20g，海螵蛸10g，蒲黄炭10g，何首乌20g，桑叶10g，仙鹤草10g。7付，水煎，内服。

5月6日八诊：行经15天干净，自觉夜寐欠佳，白带稍多，口干苦，舌淡红，苔薄，脉细。经后应以补血养阴为主。处方：知母10g，龟甲10g，黄柏10g，熟地黄10g，淮山药10g，牡丹皮10g，当归10g，川芎10g，何首乌20g，山茱萸10g，益母草10g。10付，水煎，内服。再按上法调理月经周期半月余，虽月经周期延长（为2～3个月），但月经能来潮，量色可。

**按语**：该患者初诊为停经5个月，月经稀发2年余，属于月经病中的"闭经"范畴。由于肾阴不足，阴血亏虚，冲任血海满溢不足，故出现月经后期；肾阴亏虚，虚火内生，上扰心神，故出现夜寐差；舌红，苔少，脉细数即为肾阴亏虚。故证型为肾阴虚证。治法滋阴补肾，养血调经。方药：大补阴丸加减。久病则多虚多瘀，经血无源，经血不通，虚实夹杂，虚证当予补肾、补养气血，肾阴阳、气血充盛，则经血化生有源；实证当活血化瘀，引血下行，经络通畅，则经血畅行。故立方论法应补泄结合。方中熟地黄、龟甲补肾养阴，填精益髓；知母、黄柏泻火坚阴；菟丝子滋补肝肾，太子参、墨旱莲益气生津；当归、白芍、川芎、熟地黄四物汤补血养血，丹参活血，白术健脾益气，使得肾水足，气血旺，冲任血海按时满溢，故经行。

 ## 2.3 脾肾两虚1例

### 【病例9】月经后期（脾肾两虚）

许某某，女，24岁，于2015年11月7日初诊。

**主诉**：月经周期推后6个月，停经2月余经未行。

**病史**：患者自诉既往月经规律，于今年5月开始出现月经周期推迟10余天以上，周期40～70天，每次均需口服黄体酮后月经来潮。末次月经9月4日，周期

60天，经期7天，经量中等，色鲜红，偶有血块，无痛经。平素易腰腿酸冷、头晕耳鸣、倦怠乏力，饮食睡眠可，大便溏，舌淡红，边有齿印，苔薄白，脉沉。妇检：子宫、附件未见异常。B超：子宫内膜9mm，多卵泡卵巢。

**中医诊断**：月经后期。

**辨证**：脾肾两虚。

**治法**：补肾健脾，养血调经。

**处方**：当归地黄饮加减。

**方药**：巴戟天10g，菟丝子15g，枸杞子12g，山茱萸12g，覆盆子10g，熟地黄15g，益母草10g，黄芪20g，当归10g，川芎9g，白术10g，茯苓15g，甘草6g。7付，日一付，水煎服。

二诊（2015年11月28日）：于11月25经行，经量中等，现经未净，量少，色淡，无血块，无痛经，周期85天。小便正常。舌质淡，边有齿印，苔薄白，脉沉细。性激素六项：正常。考虑现为经后期，予以补肾壮阳，健脾益气调经之当归地黄饮合举元煎加减治疗。方药：党参15g，白术15g，北黄芪20g，巴戟天10g，淫羊藿（仙灵脾）10g，茯苓15g，当归10g，白芍15g，山茱萸10g，熟地黄12g，菟丝子10g，枸杞子10g，覆盆子10g，甘草6g。10付，日一付，水煎服。

三诊（2016年1月2日）：于12月28日经行，经量中，色红，无血块，无痛经，现经未净，量已少，周期33天。腰酸较前改善，舌尖红，苔薄白，脉沉。经治疗患者周期恢复正常，继续守上方治疗，10付，日一付，水煎服。

**按语：** 患者月经周期推后40～70天一行，属于中医的月经后期。根据患者平素易腰腿酸冷，头晕耳鸣，倦怠乏力，饮食、睡眠可，大便溏，舌淡红，边有齿印，苔薄白，脉沉，而且B超提示多卵泡卵巢，多考虑为脾肾两虚。肾虚精血亏少，脾虚失于健运，不能运化水谷精微化生气血，冲任气血亏虚，血海不能按时满溢，故月经后期。肾虚不能濡养其外府故腰酸；肾精亏虚不能上荣其脑髓耳窍故头晕耳鸣；脾虚失于运化故大便溏烂，中气不足故倦怠乏力；舌淡红，边有齿印，苔薄白，脉沉均为脾肾亏虚的表现。故本病诊断为月经后期，辨证为脾肾两虚，治则补肾健脾、养血调经，方选当归地黄饮合举元煎加减。方中以熟地黄、山茱萸养血益精，当归、白芍养血活血，菟丝子、枸杞子、覆盆子补养肝肾，党参、黄芪、白术、茯苓健脾益气，巴戟天、淫羊藿（仙灵脾）温肾壮阳，甘草调和诸药。全方共奏补肾活血，养血调经之功效，同时结合月经周期调治，初诊时因停经2月余经未行，在补肾健脾的基础上合当归芍药散活血通经，经行后予以补肾健脾，养血调经之当归地黄饮合举元煎加减，经治疗后月经如期而至。

## 2.4 肾虚血瘀1例

【病例10】月经后期（肾虚血瘀）——多囊卵巢综合征，子宫肌瘤，不孕症

苏某，女，31岁，护士，于2013年4月8日初诊。

**主诉：**月经周期推后3年，婚后未避孕未孕3年。

**病史：**患者自诉3年来月经周期后延，时两月一

潮，外院诊为PCOS，服用达因-35已经5个月；$E_2$偏低，服用补佳乐好转。造影：子宫未见异常，双侧输卵管通畅，有子宫肌瘤，月经现基本正常，LMP4/4，经量中等，色暗红，无痛经。性激素六项：T1.17ng/ml（0.11～0.57ng/ml）↑。有甲亢病史，现在服用维持量。舌淡红，苔薄白，边有齿印，脉沉细。孕0产0。

**西医诊断**：① 多囊卵巢综合征；② 子宫肌瘤；③ 不孕症。

**中医诊断**：① 月经后期；② 不孕症。

**辨证**：肾虚血瘀证。

**治法**：补肾填精益髓。

**处方**：左归丸加减。

**方药**：当归10g，白芍10g，甘草10g，川芎10g，香附10g，鹿角胶10g，何首乌20g，山茱萸10g，黄芪10g，血竭5g，川楝子10g，巴戟天10g。12付，日一付，水煎服。

二诊（2013年4月19日）：C15天。B超：Lf 16mm×14mm，Em7.3mm。今无不适，脉细弱。考虑排卵期，予以补肾填精的基础上温肾壮阳，处方：巴戟天10g，淫羊藿（仙灵脾）10g，鹿角胶10g，紫河车10g，当归

10g，川芎10g，黄芪20g，川楝子10g，皂角刺10g。7付，日一付，水煎服。

三诊（2013年5月2日）：C28，有生育计划，上月观卵，卵泡不排黄素化，LMP4/4。考虑经将行，予以经后第三天用药补肾填精。处方：何首乌20g，山茱萸10g，白芍20g，川芎10g，香附10g，甘草10g，白术10g，熟地黄20g，鹿角胶10g，紫河车10g，龟甲10g。12付，日一付，水煎服。

四诊（2013年5月17日）：C11，LMP6/5，经行2天后经色暗红，7天净，无痛经，周期32天。考虑排卵期将至，上月卵泡不破裂黄素化，在补肾填精助卵泡发育的基础上温肾壮阳，加用活血化瘀促卵泡破裂排卵。处方：鹿角胶10g，紫河车20g，当归10g，川芎10g，山茱萸10g，枸杞子10g，龟甲10g，川续断10g，杜仲10g，巴戟天10g，丹参20g。7付，日一付，水煎服。

五诊（2013年5月24日）：C18，LMP6/5。B超：Em 8mm，Rf 1.6cm×1.0cm，子宫肌瘤。白带少，有体倦不适，脉细。处方：川芎10g，白芍10g，白术10g，茯苓10g，甘草10g，香附10g，巴戟天10g，鹿

角胶10g，紫河车10g，丹参12g，龟甲10g。14付，日
一付，水煎服。在此基础守方加减治疗6个月。

六诊（2013年12月9日）：停经79天，LMP20/9，
无腹痛，无阴道流血，大便烂，日行3次。查尿：HCG
（+）。 血HCG：81038.53IU/L，P 27.18ng/ml。B超：
孕囊5cm×5.3cm×1.8cm，有胎心，舌淡红，苔薄白，
脉细滑。予以寿胎丸合香砂六君子汤加减以补肾健
脾，益气安胎。处方：菟丝子10g，桑寄生10g，阿胶
10g（烊化），川续断10g，白术10g，茯苓10g，生党参
12g，甘草10g，砂仁5g(后下)，木香5g(后下)。15付，
日一付，水煎服。

**按语**：患者月经周期推后、未避孕未孕3年，
属于中医的月经后期、不孕症。多囊卵巢综合征为
卵巢呈多囊样改变，没有排卵，治疗的目的是恢复
月经周期，促进其有成熟卵泡和排卵。根据患者的
舌淡红、苔薄白、脉沉细，考虑患者为脾肾两虚，
说明肾气未盛，天癸不至，冲任失养，精血无从而
生，血海难以充盈，导致不孕。肾阳虚气弱，不能

生血行血，冲任亏虚，血海不能按时满盈，故使月经推后，量少色淡。该患者舌淡红、苔薄白、脉沉细提示肾阳不足。故本病诊断为：不孕症，月经后期。辨证为肾虚血瘀证。治法：温肾助阳，填精益髓。予以左归丸加减。方中鹿角胶、山茱萸、紫河车补肾助阳而益精气；巴戟天、淫羊藿（仙灵脾）温肾壮阳以促肾精助卵泡发育，当归、白芍养血调经；川芎、香附、川楝子疏肝理气调经；针对患者子宫肌瘤瘀血阻滞胞宫，予以血竭活血止痛；黄芪益气健脾。并结合月经周期治疗，经后补肾养阴，排卵期卵泡不破裂黄素化综合征在补肾养阴填精的基础上加温肾壮阳活血之巴戟天、丹参、皂角刺等，补中有行，补而不滞，填精益髓，冲任得固。经治疗，奏温肾助阳、填精助孕之效，使精血充足，冲任得养，胎孕乃成。孕后补肾健脾益气安胎，故肾气盛，气血旺，则胎自安。

## 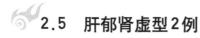 2.5　肝郁肾虚型2例

**【病例11】**月经后期（肝郁肾虚型）——高泌乳素血症、不孕症

黄某，女，34岁，于2015年10月9日初诊。

**主诉：**月经后期2年，未避孕未孕2年余，停经4月余经未行。

**病史：**患者自诉于2013年8月取环后未避孕至今未孕，近2年来月经周期推后，周期40～60天。末次月经日期：2015年5月25日，经行3天。每次需服黄体酮经行，经量少，经色暗，痛经。现已经停经4月余，乳房胀痛10余天，小腹胀2天，难入睡，多梦，口干，纳可，二便调。G6P1，顺产1胎。舌淡，苔白，脉细沉。查性激素：血FSH 5.17mIU/ml，LH 5.77mIU/ml，$E_2$ 31.58pg/ml，P 50.46ng/ml，PRL 45.32ng/ml（5.18～26.53ng/ml），T 0.54ng/ml（0.11～0.57ng/ml）。B超：Em10mm，无优势卵泡。

**西医诊断：**① 高泌乳素血症；② 不孕症。

**中医诊断：**① 月经后期；② 不孕症。

**辨证**：肝郁肾虚证。

**治法**：补养肝肾，养血调经。

**处方**：定经汤加减。

**方药**：柴胡10g，白芍10g，白术10g，川楝子10g，当归10g，益母草10g，川芎10g，延胡索（元胡）10g，麦芽10g，何首乌20g，牛膝10g。7付，日一付，水煎服。

二诊（2015年10月29日）：于10月10日经行，经量多，有血块，痛经，周期4月余，现月经第19天。现口干，纳少，便溏，小便正常。10月12日查性激素六项：FSH 4.34mIU/ml，LH 1.26mIU/ml，PRL 33.78ng/ml（正常5.18～26.53ng/ml），$E_2$ 52pg/ml，T 0.43ng/ml（0.11～0.57ng/ml）。处方：当归10g，白芍10g，白术10g，香附10g，牡丹皮10g，菟丝子10g，麦芽10g，谷芽10g，川楝子10g，延胡索（元胡）10g，甘草10g，山茱萸10g。15付，日一付，水煎服。

三诊（2015年11月23日）：现停经第43天。末次月经日期：10月10日。现乳房胀痛，少腹两侧隐痛，入睡多汗，口干，大便2～3天一次。查尿HCG（+）。11月20日血HCG：227.14IU/L。考虑胎动不安，予以补肾益气安胎。处方：白术10g，太子参10g，麦冬10g，甘草10g，桑寄生10g，川续断10g，杜仲10g，菟丝子10g，阿胶（烊化)10g。14付，日一付，水煎服。

四诊（2015年12月9日）：停经2个月，现觉恶心呕吐，胃脘胀闷，呕吐胃内容物，食入即吐，无腹痛及阴道流血。B超：宫内早孕，见胎心，左卵巢黄体。舌暗红，苔少。查血：HCG 9100.2IU/L，P 88ng/ml。处方：太子参10g，麦冬10g，五味子5g，桑寄生10g，川续断10g，石斛10g，墨旱莲10g，女贞子10g，黄芩10g，淮山药10g，白术10g，茯苓10g，甘草10g，白芍10g。7付，日一付，水煎服。

**按语**：该患者月经后期，未避孕未孕2年余，属于中医学"月经后期，不孕症"范畴。乳房为肝经所过，冲任之气血下走血海则化生经血，上走冲脉则化生乳汁，薛立斋曰："血者，水谷之精气也，和调于五脏，洒陈于六腑……女子上为乳汁，下为月水"。故该患者经前乳房胀痛，为肝气郁结，冲任血海气血运行不畅，阴血随冲气上逆所致高泌乳素血症，不能按时满溢，故经行错后，量少；肾阴虚，肾水不能上济于心，心肾不交，故心烦失眠，多梦口干；肾虚肝郁，冲任不能相资，不能摄精成孕，故不孕；痛经为肝气郁滞，气机不畅，不通则痛所致。故本病病机为肾虚肝郁。补肾疏肝调经为治疗原则，方选定经汤加减。方中当归、白芍养血柔肝调经；菟丝子、山茱萸补肾气，益精血，养冲任；川楝子、延胡索（元胡）、香附、牡丹皮疏肝解郁；白术健脾和中，利肾水；麦芽、谷芽消食导滞，疏肝和胃；甘草调和诸药。全方疏肝肾之郁气，补肝肾之精血，肝气舒而肾精旺，气血调和，冲任相资，血海蓄溢正常，则经水自能定期而潮。经此治疗，肝肾气血调和，冲任气血通畅，故经调成孕。

## 【病例12】月经后期（肝郁肾虚）——PCOS

任某某，女，29岁，于2014年12月4日就诊。

**主诉：** 月经周期推后半年，停经65天。

**病史**：患者自诉近半年以来月经周期推后，周期40～60天，经期5～7天，末次月经9月30日，经量少，无痛经，平素易腰腿酸软，头晕耳鸣，倦怠乏力，便溏。经前乳房胀痛，舌淡，苔薄，脉沉弦。自测尿HCG（－）。G1P0A1，人流一次。妇科B超：子宫未见明显占位，双侧卵巢多囊样改变。性激素六项：FSH6.42mIU/ml，LH11.01mIU/ml，PRL7.69ng/ml，P 1.03ng/ml，$E_2$ 58.11pg/ml，T 0.8（0～0.75）ng/ml。

**西医诊断**：多囊卵巢综合征。

**中医诊断**：月经后期。

**辨证**：肝郁肾虚证。

**治疗**：定经汤加减。

**治法**：补养肝肾，养血调经。

**处方**：定经汤加减。

**方药**：当归10g，川芎10g，白芍20g，柴胡10g，茯苓10g，紫河车10g，白术10g，丹参10g，鹿角胶10g，益母草10g，牛膝10g。7付，日一付，水煎服。

于2014年12月11日二诊：停经72天，经未行，近几天下腹有坠胀不适感，脚软，乳房胀痛，寐可，大便正常。继续予以补肾活血催经。处方：鹿角霜

10g，牛膝10g，益母草10g，枸杞子10g，蒲黄炭10g，白术10g，川续断10g，当归10g，川芎10g，甘草10g，白芍10g，红花10g。7付，日一付，水煎服。

于2014年12月18日三诊：停经80天经未行，现乳房胀痛、腰酸，白带量多。B超：内膜4mm，多卵泡卵巢。处方：山茱萸10g，鹿角胶10g，益母草10g，当归10g，紫河车10g，甘草10g，枸杞子10g，菟丝子10g，淮山药10g，白术10g。15付，日一付，水煎服。

于2014年12月21日四诊：停经3月余，余无不适。舌淡，苔薄，脉沉弦。处方：桃仁10g，红花10g，当归10g，川芎10g，赤芍10g，益母草10g，牛膝10g，鹿角胶10g，淮山药10g，蒲黄炭10g，甘草10g，菟丝子10g。15付，日一付，水煎服。

于2015年1月16日五诊：于1月15日经行，经量中，色暗红，轻微腹痛、腰酸，余无不适，纳寐可，大便质中，小便正常。舌淡，苔薄，脉沉弦。考虑经行期血海空虚，予以补肾养阴，方选左归丸加减。处方：山茱萸10g，菟丝子10g，鹿角胶10g（烊化），川续断10g，当归10g，覆盆子10g，枸杞子10g，何首乌20g，枸杞子10g，紫河车10g。15付，日一付，水煎服。

于2015年2月2日六诊：C18，无不适。今日B超：内膜9mm，右卵泡22mm×14mm。性激素（18/1）：FSH5.73mIU/ml，LH9.20mIU/ml，PRL28.18ng/ml，$E_2$28.22pg/ml，T0.56（0～0.75）ng/ml。余正常。排卵期予以补肾助阳活血，处方：菟丝子10g，川续断10g，杜仲10g，桑寄生10g，鹿角胶10g（烊化），益母草10g，淫羊藿（仙灵脾）10g，巴戟天10g，枸杞子10g，川芎10g，丹参10g，当归10g。7付，日一付，水煎服。

于2015年2月9日七诊：C24。4/2 B超：内膜9mm。ROF15mm×11mm，舌淡红，苔薄白，脉细弦。处方：菟丝子10g，鹿角胶10g（烊化），当归10g，益母草10g，白芍10g，茯苓10g，川芎10g，山茱萸10g，丹参10g，川楝子10g，白术10g，甘草10g。15付，日一付，水煎服。

于2015年2月25日八诊：于2月18日经行，5天干净，周期33天，经量中，无痛经，经前乳胀。舌淡，苔薄，脉沉弦。经后期予以补肾养阴，方选左归丸加减。处方：山茱萸10g，何首乌20g，白芍10g，枸杞子10g，栀子5g，益母草10g，茯苓10g，甘草10g，淮山药10g，覆盆子10g，鹿角胶10g，紫河车10g。15付，日一付，水煎服。

于2015年3月11日九诊：C21，下腹部偶有胀痛，腰酸胀，无特殊不适，纳寐可，二便常。舌淡，苔薄，脉沉弦。处方：当归10g，川芎10g，鹿角胶10g，山茱萸10g，丹参10g，牛膝10g，桂枝3g，川楝子10g，白术10g，甘草10g，茯苓10g，淮山药10g，益母草10g。15付，日一付，水煎服。

于2015年3月25日十诊：于3月20日经行，量中，无痛经，现经行第5天仍有少量流血，周期30天。舌淡苔薄，脉沉弦。治疗继续守2月25日方加菟丝子10g，10付，日一付，水煎服。

**按语：** 患者以"月经后期半年"就诊，因其出现月经周期40～60天、量少、易腰腿酸软、头晕耳鸣、倦怠乏力、便溏、经前乳房胀痛、舌淡、苔薄、脉沉弦等情况，考虑为肾虚导致的月经推迟，肾虚精亏血少，冲任亏虚，血海不能如期满溢，致使月经后期而来。腰腿酸软，头晕耳鸣，倦怠乏力，脉沉均为肾虚之征。肝郁气滞，经脉不通，则出现经前乳房胀痛，脉弦为气滞之征。治疗以益肾调冲、理气行滞调经为主，方选定经汤加减，方用当归、川芎养血和血，白芍敛肝和营；茯苓、白术健脾以益生化之源。全方使气血充沛，运行通畅。加上紫河车、鹿角胶等血肉有情之品，补肾养血滋阴。月经后期在治疗上不忘脾肾，无论有无肾虚和脾虚之症，都主张酌加补肾健脾调补先后天之品。通、补贯穿始终，虚者以补为主，佐以通脉；滞者以通为主，辅以养血。通剂选用益母草、牛膝、桃红四物汤等，补药常用当归、白芍、何首乌、熟地黄等。

## 2.6　痰湿型1例

### 【病例13】月经后期——PCOS（痰湿型）

莫某某，女，32岁，于2014年10月17日就诊。

**主诉**：月经稀发10个月。

**病史**：患者既往月经规则，自去年12月开始月经稀发，3月一行，末次月经9月25日，经量中，无血块，周期3个月，现服用达英-35治疗，体形肥胖，舌淡，苔腻。血 T：0.83mIU/ml（正常：0 ～ 0.75mIU/ml）。B超：子宫偏小，41cm×39cm×27cm，Em5mm，左输卵管积水（29mm×25mm×22mm）。孕0产0。

**西医诊断**：多囊卵巢综合征。

**中医诊断**：月经后期。

**辨证**：痰湿型。

**治法**：化痰祛湿，活血调经。

**处方**：苍附导痰丸加减。

**方药**：当归10g，白芍20g，川芎10g，陈皮5g，茯苓10g，法半夏10g，桃仁10g，丹参10g，苍术10g，川续断10g。15付，日1付，水煎服。

于2014年11月3日二诊：服上药后于10月26日经行，4天干净，周期30天，量中，有血块，无痛经，现头痛，余无不适，咳嗽，喉中有痰，本月停用达因-35。在上方基础加健脾益气之品，处方：当归10g，白芍20g，法半夏10g，陈皮5g，茯苓10g，甘草10g，川芎10g，白术10g，丹参10g，苍术10g，川续断10g，生党参10g。7付，日1付，水煎服。

于2014年11月12日三诊：月经周期第17天，大便溏烂，脉沉弱。B超（C16）：Em7mm，RF14mm×16mm，输卵管积水。舌淡，苔薄白，脉沉。在上方基础去川芎、苍术、生党参加益母草10g、淫羊藿（仙灵脾）10g。10付，日1付，水煎服。

于2014年12月10日四诊：月经周期第11天，于11月29天经行，5天干净，周期33天，经量中，有血块，无痛经。继续守方加减治疗3个月，月经周期正常。

**按语**：该患者月经稀发、体形肥胖、咳嗽咽中有痰、舌淡、苔腻，考虑痰湿所致，由于痰湿阻滞，胞宫胞脉阻滞，冲任不调，导致月经后期。痰湿内停故出现多痰；痰湿困阻脾阳，则倦怠乏力，形体肥胖；舌淡，边有齿印，苔薄白，脉沉均为痰湿的表现。治以化痰祛湿，活血调经，方选苍附导痰丸加减，方中四君子汤健脾益气，脾胃健运，痰湿不生；苍附导痰丸燥湿健脾，行气消痰；川续断补益肾精；川芎、当归养血活血。全方燥湿化痰，补肾调经，使得脾肾健运，冲任气血充盛，故冲任血海按时满溢则经调。

## 2.7 血瘀证1例

**【病例14】月经后期（血瘀证：葡萄胎清宫术后血HCG持续异常）**

黄某某，女，42岁，于2014年6月16日就诊。

**主诉：**葡萄胎清宫术后HCG持续异常5个月。

**病史：**患者因葡萄胎于2014年1月23日、1月29日在当地医院行清宫术，术后病理诊断为：完全性水泡状胎块，滋养细胞中度增生。术后定期复查血HCG，从14465mIU/ml（30/1）下降至1361mIU/ml（4/2）到160.6mIU/ml（2/3），末次HCG为109mIU/ml（23/4）。5~6月到省肿瘤医院查血HCG维持在101.2mIU/ml（11/6）。胸片：未见异常。核磁共振：子宫、附件未见异常。B超：子宫、附件未见异常。于24/3经行，末次月经5月9日，经行4天干净，经量中等，经色暗红，无痛经，周期46天。5月数次B超提示：宫腔积液。现无不适，舌淡黯，边有齿印，苔薄白，脉沉弱。妇检：外阴、阴道、子宫、附件未见异常。

**西医诊断：**① HCG异常原因待查；② 葡萄胎清宫

术后。

**中医诊断**：① 月经后期（血瘀证）；② 癥瘕（血瘀证）。

**治法**：活血化瘀调经。

**处方**：当归芍药散加减。

**方药**：黄芪20g，血竭5g，急性子5g，丹参10g，益母草10g，白花蛇20g，防风10g，鸡血藤15g，莱菔子10g，泽泻10g。水煎服，每日1剂，连服7剂。

2014年6月27日二诊：停经49天，经未行，无不适。25/6复查血：HCG31.22mIU/ml，$\beta$-HCG30.58mIU/ml。经治疗患者血HCG已经明显下降，治疗在上方加当归10g、川芎5g。水煎服，每日1剂，连服15剂。

2014年7月16日三诊：现月经周期第12天，于4/7经行，4天干净，经量中，无痛经，周期55天。14/7复查血：HCG2.3mIU/ml，$\beta$-HCG1.8mIU/ml。考虑患者HCG下降基本至正常，予以健脾养血祛风之当归芍药散加减。处方：北黄芪20g，当归10g，白芍20g，川芎10g，山茱萸10g，白术10g，川续断10g，菟丝子20g，白花蛇10g，防风20g，茯苓10g。水煎服，每日1剂，连服15剂。

2014年8月6日四诊：停经32天，经未行，无不适。1/8复查血：HCG1.81mIU/ml，$\beta$-HCG0.849mIU/ml，经治疗患者血HCG已经明显下降，考虑经将行，予以健脾养血。处方：北黄芪20g，当归10g，白芍20g，川芎10g，山茱萸10g，党参20g，何首乌20g，熟地黄10g，枸杞子10g，菟丝子10g。水煎服，每日1剂，连服15剂。

2014年9月1日五诊：现月经周期第20天，于11/8经行，4天干净，经量偏少，无痛经，周期37天。复查血：HCG1.87mIU/ml。考虑患者月经周期基本恢复至正常，治疗在上方加麦冬10g、白花蛇舌草10g。水煎服，每日1剂，治疗2个月。

于2014年11月17日复诊：近3个月月经周期30～32天，经期4～5天，经量中等，经色鲜红，无痛经，末次月经11月7日。于11月14日复查血$\beta$-HCG：小于0.1mIU/ml。

**按语**：该患者葡萄胎两次清宫术后5个月HCG持续异常，可能与滋养细胞侵蚀子宫内膜组织有关，B超多次提示宫内积液，属于中医的癥瘕血瘀证，而多次的清宫手术损伤胞宫胞脉，引起气血损伤，离经之血即为瘀血，瘀血阻滞胞宫，渐成癥瘕；瘀血阻滞，新血不得归经，故月经后期；舌边尖有瘀斑，苔白，脉弦，为瘀血内滞之征。故中医诊断：①月经后期（血瘀证）；②癥瘕（血瘀证）。治疗原则：活血化瘀调经。方药予以当归芍药散加减治疗，方中丹参、鸡血藤、血竭活血化瘀；白花蛇、防风搜风通络、祛风散邪；急性子、益母草、莱菔子引药下行至胞宫、胞脉；由于病程日久损伤正气，加用黄芪健脾益气，使活血不伤正；由于血不利则为水，加用泽泻利水渗湿；全方共奏活血化瘀，祛风通络之功效。经治疗后1周血止，血β-HCG逐渐下降渐渐至阴性，治疗2月后月经恢复正常，起到很好的治疗作用。

## 2.8 肾阴阳两虚2例

### 【病例15】月经后期（肾阴阳两虚）——卵巢早衰

李某某，女，37岁，已婚，于2014年7月11日初诊。

**主诉**：停经5月，月经稀发1年余。

**现病史**：患者自诉末次月经2014年2月26日，至今经未行。自2013年开始月经稀发，3～4个月一行，自觉性欲减退，易烦躁，夜寐欠佳，舌淡，苔薄，脉沉弱。查性激素6项提示卵巢早衰。既往史：孕1产0（2009年孕3个月因胎停育行清宫术）。

**中医诊断**：月经后期。

**辨证**：肾阴阳两虚证。

**治法**：补肾填精。

**处方**：左归丸加减。

**方药**：鹿角胶10g，川芎10g，北黄芪20g，紫河车10g，山茱萸10g，川续断10g，甘草10g，龟甲10g，黄精10g，淮山药10g，牛膝10g，艾叶5g，当归10g，石斛10g。30付，日一付，水煎，内服。

8月6日二诊，经未行，夜寐较前好转，大便烂，日行1～2次。舌淡，苔薄白，脉沉细。处方：北黄芪20g，白术10g，甘草10g，川续断10g，龟甲10g，熟地黄20g，菟丝子10g，橘核10g，牛膝10g，益母草10g，紫河车10g。15付，水煎，内服。

8月28日三诊，停经6个月。今日查B超示：内膜厚3mm，子宫常大，右卵巢卵泡大小为19cm×8cm，左卵巢卵泡大小为18cm×9cm。自觉烘热、自汗盗汗，睡眠不佳。舌淡，苔薄白，脉沉细。患者有生育要求，B超提示双卵巢有卵泡生长，应在原方基础上加补阳药助卵泡生长。处方：在上方（6/8）基础上加当归10g、淫羊藿（仙灵脾）10g，15付，水煎，内服。

11月6日三诊，月经于10月19日来潮，量少，经色暗，2天干净，无经行腹痛，夜寐欠佳，潮热汗出，白带少。舌淡红，苔薄白，脉沉细。处方：鹿角胶10g，北黄芪20g，当归10g，白芍10g，甘草10g，白术10g，牛膝10g，山茱萸10g，生党参10g，菟丝子10g。15付，水煎，内服。

11月24日四诊，月经于11月9日来潮，量较前稍增多。潮热盗汗较前缓解，夜寐较前改善。舌淡红，苔薄白，脉沉。处方：北黄芪20g，太子参10g，麦冬10g，何首乌10g，白术10g，鹿角胶10g，甘草10g，川续断10g，香附10g，牛膝10g，橘核10g，地骨皮10g。15付，水煎，内服。

## 【病例16】月经后期（肾阴阳两虚）——卵巢早衰

谢某某，女，27岁，未婚，于2014年12月22日初诊。

**主诉：**月经周期推后4年，停经47天经未行。

**现病史：**患者自诉平素月经不规律，月经稀发，周期为60～365天，行经7天，曾予中药调理，效果不理想，常需注射黄体酮针剂月经方能来潮。末次月经时间：2014年11月5日。5天干净，量少，色暗红，无经行腹痛，平素白带偏少。未避孕未孕4年。孕0产0，近4年来有妊娠意愿未遂。舌暗淡，苔薄白，脉细弱。辅助检查：性激素6项提示FSH、LH高。妇科B超提示内膜厚2mm，双侧卵巢偏小。爱人未行相关检查。既往有乙肝小三阳病史。

**中医诊断：**①月经后期；②不孕症。

**辨证：**肾阴阳两虚证。

**治法**：补肾填精。

**处方**：左归丸加减。

**方药**：鹿角胶10g，紫河车10g，白芍20g，当归10g，枸杞子10g，覆盆子10g，菟丝子10g，丹参12g，龟甲10g，黄柏10g，川续断10g。15付，水煎服。

> **按语**：以上两病例，患者年均在40岁之下，未至经竭水枯之际，却经水不能如期而至，表现为潮热汗出、烦躁易怒、夜寐欠佳等绝经前后诸症。察其舌脉均是一派肾阴或肾阳亦或两者皆虚的表现。治疗上予补肾填精为主法，加补肾壮阳血肉有情之品，加行气活血通经，补中有行；在此基础上结合月经周期治疗，经后补肾养阴，排卵期补肾助阳，补中有行，补而不滞，填精益髓，冲任气血充盛，血海按时满溢，故经行。

## 3. 月经过少

### 3.1 肝郁肾虚证1例

**【病例1】**月经过少（肝郁肾虚型）

卢某某，女，于2013年6月22日初诊。

**主诉**：月经量少1年余。

**病史**：患者自诉自2011年3月自然流产行清宫术后开始出现月经量减少，3天干净，色暗红，无血块，无痛经，末次月经6月9日，月经周期规则（28天），现月经周期第13天，白带量多，纳差，舌淡红，苔微黄，脉弦。G1P0，于2011年3月孕40天自然流产行清宫术。

**中医诊断**：月经过少。

**辨证**：肝郁肾虚证。

**治法**：补肾养阴，疏肝养血调经。

**处方**：定经汤加减。

**方药**：当归10g，白芍10g，柴胡10g，茯苓10g，白术10g，甘草10g，石斛10g，麦冬10g，太子参10g，何首乌20g。7付，日一付，水煎服。

二诊（2013年7月3日）：月经周期第25天，末次月经6月9日，纳差，腰酸，舌淡红，苔微黄，脉弦。考虑患者腰酸为肾虚不能濡养外府所致，在上方基础上加补肾壮腰之药物。处方：赤芍20g，当归10g，白术10g，茯苓10g，甘草10g，丹参12g，牡丹皮10g，川续断10g，杜仲10g，香附10g，鸡血藤10g，泽泻10g。7付，日一付，水煎服。

三诊（2013年7月17日）：月经周期第9天，末次月经7月9日，周期30天，经量少，经期3天干净，舌淡红，苔微黄，脉细。考虑经后期，血海空虚，予以左归丸加减补肾养阴调经。处方：山茱萸10g，鹿角胶10g，龟甲10g，淮山药10g，茯苓10g，白芍10g，何首乌20g，枸杞子10g，生党参12g，麦冬10g，甘草10g。7付，日一付，水煎服。

四诊（2013年8月2日）：月经周期第24天，腰酸，余无不适，舌淡红，苔薄白，脉细弦。考虑患者腰酸为肾虚不能濡养外府所致，予以补肾养血调经。处方：香附10g，川续断10g，杜仲10g，甘草10g，当归10g，川芎10g，益母草10g，丹参10g，龟甲10g，黄柏10g，枸杞子10g。7付，日一付，水煎服。

五诊（2013年8月9日）：月经周期第3天，于8月7日经行，经血少，色暗，无痛经，周期27天。舌淡红，苔薄白，脉细。考虑经行期，予以补肾养阴填精调经。处方：山茱萸10g，何首乌10g，甘草10g，当归10g，川续断10g，益母草10g，艾叶10g，丹参10g，菟丝子10g，紫河车10g。10付，日一付，水煎服。

六诊（2013年8月26日）：C20。LMP：7/8×2天，经量少，周期27天。舌淡红，苔黄腻，脉沉细。查血性激素6项基本正常，AsAb（－），EmAb（－）。考虑排卵后，予以补肾填精壮阳。处方：菟丝子10g，枸杞子10g，覆盆子10g，当归10g，川芎10g，苍术10g，白术10g，茯苓10g，甘草10g，川续断10g，紫河车10g，淮山药10g，丹参12g。

七诊（2013年9月6日）：月经周期第3天，末次月经9月4日，周期28天，经量较前增多，色暗，腹痛不重，舌淡红，苔薄白，脉细弦。现经行期，予以养血活血。处方：当归10g，川芎10g，白芍10g，益母草10g，熟地黄10g，川续断10g，白术10g，鬼箭羽10g，何首乌10g，丹参10g，桃仁5g。5付，日一付，水冲服。

八诊（2013年9月12日）：C8，今无不适，舌淡红，苔薄白，脉细弦。考虑经后期，予以补肾填精养阴。处方：白术10g，茯苓10g，甘草10g，川续断10g，山茱萸10g，枸杞子10g，覆盆子10g，菟丝子10g，鹿角胶10g（烊化），白芍10g，当归10g。8付，日一付，水煎服。

九诊（2013年9月30日）：月经周期第27天，末次月经9月4日，经未行。查尿HCG（+）。经治疗后患者已经妊娠，考虑有不良妊娠史，根据中医治未病的原则，予以补肾健脾益气安胎的寿胎丸合生脉散加减。处方：菟丝子20g，阿胶10g（烊化），枸杞子10g，桑寄生10g，川续断10g，太子参10g，麦冬10g，白术10g，淮山药10g，茯苓10g。14付，日一付，水冲服。

十诊（2013年10月14日）：孕40天，时觉恶心欲吐，余无不适，舌淡红，苔薄白，脉细滑。B超：宫内早孕，见胎心。继续守上方治疗至孕12周，现已分娩1孩。

**按语**：患者经来量少属于中医的月经过少，根据患者纳差、腰酸、舌淡红、苔薄微黄、脉细弦，考虑为肝郁肾虚所致。肝郁乘脾，脾的运化失职，故纳差。腰为肾之外府，肾虚不能濡养外府故腰酸。肾气亏虚封藏不固，故出现滑胎。故本病为月经过少，辨证为肝郁肾虚，方选逍遥散加减，方中当归、白芍补血养阴，白术、茯苓健脾益气，柴胡疏肝理气，太子参、麦冬益气养阴，何首乌、石斛补肝肾、益精血，并结合调周治疗，经后期血海空虚予以左归丸加减补肾养血填精，排卵后加补肾壮阳之品，经行期予以桃红四物汤加减因势利导活血化瘀，使得肝肾阴精充盛，水能涵木，故冲任气血调达则经调有子。孕后及时予以寿胎丸合生脉散补肾健脾益气安胎，使得肾气盛、脾气健，胎元健固则有子。

## 3.2 肾虚血瘀证2例

**【病例2】**月经过少、癥瘕（肾虚血瘀型）——子宫肌瘤

李某，女，38岁，于2013年11月15日初诊。

**主诉**：月经量少5年。

**病史**：患者自述平素月经正常，近5年来开始出现月经过少，末次月经10月15日，3天干净，色暗淡，质稀，腰膝酸软，现乳房胀痛，自服用逍遥散未见明显缓解，舌淡红，苔薄白，脉细。孕1产1。妇检：外阴、阴道正常，宫颈光，子宫稍大，表面不平，质地稍硬，活动可，双附件正常。B超提示：多发性子宫小肌瘤。

**中医诊断**：① 月经过少；② 癥瘕。

**辨证**：肾虚血瘀型。

**治法**：补肾益精，活血消癥。

**处方**：归肾丸合桂枝茯苓丸加减。

**方药**：当归10g，茯苓10g，熟地黄10g，巴戟天10g，甘草10g，淫羊藿（仙灵脾）10g，赤芍10g，桃仁10g，鹿角霜10g，橘核10，桂枝5g，丹参12g。7付，日一付，水煎服。

2013年11月20日二诊：于11月17日经行，月经第3天，月经量少，色红，偏淡，记忆力下降。舌淡红，苔薄白，脉细。查性激素六项正常。考虑现为经后期血海空虚，予以补肾养阴调经，方选四物汤加减。

处方：白芍20g，白术10g，茯苓10g，当归10g，川芎10g，甘草10g，紫河车10g，山茱萸10g，橘核10g，川楝子5g。15付，日一付，水煎服。

2013年12月5日三诊：月经第18天，现感腹胀，时觉腰酸，舌淡红，苔薄白，脉沉弱。考虑患者脾肾两虚，在补肾填精的基础上健脾益气，以滋气血生化之源。处方：鹿角胶10g，白芍20g，当归10g，川芎10g，巴戟天10g，白术10g，茯苓10g，黄芪10g，丹参12g，鸡蛋花10g，山楂炭10g，生党参12g。7付，日一付，水煎服。

2013年12月13日四诊：月经周期第25天，服药后无特殊不适，现乳房微胀，大便溏烂，日行2次，舌淡红，苔薄白，脉细。考虑经前期，予以健脾益气，活血消癥，方选桂枝茯苓丸加减。处方：白芍20g，川芎10g，白术10g，鹿角胶10g，生党参12g，赤芍10g，川续断10g，橘核10g，荔枝核10g，桂枝5g，茯苓10g，桃仁10g。7付，日一付，水煎服。

2013年12月21日五诊：于12月21日经行，经量较前明显增多，色暗红，无痛经，现已基本干净，大便基本正常，舌淡红，苔薄白，脉细。继续补肾益精，活血消癥，处方：山茱萸10g，白芍20g，何首乌20g，黄芪20g，当归10g，茯苓10g，鹿角胶10g，白术10g，丹参12g，橘核10g，荔枝核10g。12付，日一付，水煎服。再守上方出入，患者月经量恢复正常。

**按语：** 患者月经量少、子宫增大，B超提示多发性子宫小肌瘤，属于中医的月经过少、癥瘕。由于肾气亏虚，精血不足，冲任血海亏虚以致经量渐少、色暗淡，质稀；肾气亏虚不能推动血液运行，故容易引起血瘀，瘀血内结，气血运行不畅，故下腹有结块，结块坚硬、固定不移；肾虚不能濡养其外府，故腰膝酸软。肾虚，水不涵木，肝气不舒，故乳房胀痛；舌淡红，苔薄白，脉细为肾虚血瘀的表现。本病属月经过少、癥瘕，证属肾虚血瘀。治则补肾益精，活血消癥。方选归肾丸合桂枝茯苓丸加减。方中桂枝茯苓丸活血化瘀，消癥散结。当归、熟地黄、赤芍养血补血以充养血海；巴戟天、淫羊藿（仙灵脾）、鹿角霜补肾壮阳；橘核、荔枝核行气消癥散结。并结合月经周期调经，经后期补肾养阴，经前期补肾壮阳，共奏补肾益精、养血调经之效。

## 【病例3】月经过少、癥瘕（肾虚血瘀型）——子宫内膜异位症

黄某，女，31岁，于2013年5月20日初诊。

**主诉**：月经量少7年。

**病史**：患者自述7年前因自然流产清宫术后出现月经量少，末次月经5月15日，经量少，2天干净，经色暗，质稀，经行下腹隐痛，平素带下量少，舌淡暗，苔薄白，边有齿印，脉细。孕1产0。

**中医诊断**：① 月经过少；② 癥瘕。

**西医诊断**：子宫内膜异位症。

**辨证**：肾虚血瘀。

**治法**：补肾填精，健脾益气。

**处方**：左归丸加减。

**方药**：黄芪20g，当归10g，川芎10g，白芍20g，白术10g，何首乌20g，山茱萸10g，茯苓10g，菟丝子

10g，鹿角胶10g，甘草10g，香附10g。15付，日一付，水煎服。

2013年6月24日二诊：月经周期第10天，于6月13日经行，4天干净，第二天量较前明显增多，基本正常，无痛经。B超提示：左侧巧克力囊肿（1.7cm×1.9cm），舌淡暗，苔薄白，边有齿印，脉细。考虑患者巧克力囊肿为血瘀所致，在补肾健脾的基础上加活血化瘀。处方：黄芪20g，血竭5g，当归10g，川芎10g，丹参20g，鹿角胶10g，紫河车10g，菟丝子20g，何首乌20g，白芍20g，艾叶5g，山茱萸10g。7付，日一付，水煎服。

2013年7月1日三诊：月经周期第17天，无不适，纳可，二便调。B超（27/6）：Em 5mm，子宫肌瘤，左附件1.7cm×1.9cm低回声区（巧囊），有优势卵泡，脉细。考虑排卵后期予以养血活血，温补肾阳。处方：巴戟天10g，当归10g，白芍10g，白术10g，茯苓10g，甘草10g，川续断10g，菟丝子20g，何首乌10g，淫羊藿（仙灵脾）10g。15付，日一付，水煎服。

2013年7月22日四诊：月经周期第7天。LMP：15/7。月经5天干净，经量正常，第1天量正常，经来腹痛不甚，有血块。舌淡暗，苔薄白，边有齿印，脉细。处方：何首乌20g，白芍10g，山茱萸10g，枸杞子10g，菟丝子10g，血竭5g，当归10g，白术10g，茯苓10g，甘草10g，生党参12g。10付，日一付，水煎服。

2013年12月20日五诊：停经33天，于一周前出现下腹隐痛，便后缓解，现无不适。测尿HCG：阳性。舌淡红，苔薄白，脉细滑。考虑肾虚血瘀出现胎动不安，予以补肾益气安胎，佐以健脾，方选寿胎丸合举元煎加减。方药：桑寄生10g，山茱萸10g，川续断10g，何首乌20g，阿胶10g（烊化），白术10g，当归5g，枸杞子10g，黄芪10g，菟丝子10g，太子参12g。5付，日一付，水煎服。守方出入治疗2周，B超提示宫内早孕。定期产检，顺产1孩。

**按语**：患者因胚胎停育清宫术后损伤肾气，肾气亏虚，经血枯少，冲任血海亏虚以致经量过少，而且手术损伤冲任，气血运行不畅导致气滞血瘀渐成癥瘕。瘀血内停，冲任阻滞，经行涩少，小腹胀痛；血块排除则瘀滞稍通，故疼痛减轻。患者腹痛，经期血块，提示瘀血阻滞。本病诊断为：①月经过少；②癥瘕。辨证为肾虚血瘀。治法：补肾填精，活血化瘀。以左归丸加减，方中当归、川芎、白芍、何首乌补血养营调经，黄芪、白术、茯苓健脾益气，以资气血生化之源，使气生血长；山茱萸、菟丝子、鹿角胶补肾养阴，填精补髓；香附子、血竭行气活血化瘀，畅通气血，甘草调和诸药。诸药配合，共奏补肾填精，消癥散结调经之效。胞脉通，精血调固有子。肾气虚不能系胎，胎元不固，故出现胎动不安，予以补肾益气安胎，佐以健脾，方选寿胎丸合举元煎加减。治以补肾健脾，益气安胎，方中何首乌、菟丝子、枸杞子补肾益精，肾旺自能萌胎；山茱萸、桑寄生、川续断补肝肾，固冲任，使胎气强壮；阿胶、当归滋养阴血，使冲任血旺，则胎气自固。白术、黄芪、太子参健脾益气，以后天养先天，化生气血以化精，先后天同补，加强安胎之功。

## 3.3 肾阴虚证3例

**【病例4】**月经过少、后期（肾阴虚）——卵巢储备功能下降

覃某某，女，37岁，于2013年10月25日初诊。

**主诉**：月经量减少，周期推后6年。

**病史**：患者自诉于2007年因异位妊娠行腹腔镜手术，术后开始出现月经量少，5天干净，用护垫即可，经色暗淡，周期40天，常腰酸，面色晦暗，舌淡红，苔薄白，脉沉细。性激素六项检查：FSH11.89IU/L，LH2.67IU/L，$E_2$29.83pg/ml。孕2产0，人流1次，于2007年因异位妊娠行腹腔镜手术。

**中医诊断**：①月经后期；②月经过少。

**辨证**：肾阴虚证。

**治法**：补肾养血调经。

**处方**：大补阴丸合左归丸加减。

**方药**：龟甲10g，知母10g，山茱萸10g，熟地黄20g，黄柏10g，甘草10g，当归10g，川芎10g，菟丝子20g，白芍20g，淮山药10g，鹿角胶10g（烊化）。

12付，日一付，水煎服。

二诊（2013年11月11日）：月经周期第21天，腰酸较前好转，夜寐欠佳，余无不适，舌淡红，苔薄白，脉沉细。考虑经前期，加行气之香附。方药：当归10g，白芍20g，甘草10g，川续断10g，香附10g，白术10g，菟丝子10g，龟甲10g，知母10g，黄柏10g，熟地黄10g，合欢皮10g。7付，日一付，水煎服。

三诊（2013年11月20日）：月经周期第2天，于11月19日经行，周期30天，经量较前明显增多，口干，余无不适，舌嫩红，苔薄白，脉沉细。考虑经后期血海空虚，予以补肾养阴填精的大补阴丸加减。方药：知母10g，龟甲10g，黄柏10g，熟地黄10g，川续断10g，黄芩10g，墨旱莲（旱莲草）10g，石斛10g，当归10g，白芍10g，枸杞子10g。12付，日一付，水煎服。

四诊（2013年12月4日）：月经周期第14天，此次于11月19日经行，经量较前增多，色鲜红，无血块，4天干净，无痛经，周期30天。11月30日行B超提示：双附件区液性包块。考虑排卵后，予以补肾壮阳，处方：川续断10g，杜仲10g，甘草10g，淫羊藿（仙灵脾）10g，巴戟天10g，菟丝子10g，枸杞子10g，当归10g，川芎10g，丹参10g。5付，日一付，水煎服。

五诊（2013年12月20日）：月经周期第4天，于12月17日经行，经量较前明显增多，经色鲜红，经量少，基本干净，周期30天。经治疗后，患者月经量较之前增多，周期正常，继续予以补肾填精之大补阴丸合左归丸加减治疗。方药：山茱萸10g，何首乌20g，枸杞子10g，菟丝子10g，甘草10g，淮山药10g，当归10g，川芎10g，香附10g，鹿角胶10g（烊化），龟甲10g，黄柏10g。12付，日一付，水煎服。

**按语**：患者因月经量减少，周期推后就诊，属于中医的月经过少、月经后期。患者既往有异位妊娠行腹腔镜手术史，手术常累及肝、肾，致肝肾阴虚，阴血亏少，冲任血海满溢不足，故出现月经后期，经量过少；精血不足，故口干；肾虚不能濡养外府故腰酸胀；肾阴不足，虚火上扰心神故夜寐欠佳。舌淡红，苔薄白，脉沉细为肾精虚少之征。故诊断月经后期、月经过少，辨证肾阴虚证，治法滋阴补肾，养血调经，方药予以大补阴丸合左归丸加减。方中熟地黄、龟甲滋阴潜阳；黄柏苦寒泻相火；知母滋清肾水，与黄柏相须为用，保存阴液；龟甲和鹿角胶为血肉有情之品，龟甲偏于补阴，鹿角胶偏于补阳，在补阴中配伍补阳药，取"阴中求阳"之意；当归、白芍补血活血；菟丝子，山茱萸补益肝肾，川芎活血行气，淮山药补脾益阴，滋肾固精；甘草调和诸药。诸药共用，共奏滋阴补肾，填精益髓之效。使得肾水足，虚火清，气血旺，冲任血海按时满溢，故经调。

## 【病例5】月经过少（肾阴虚证）——卵巢储备功能下降

杨某某，女，41岁，于2014年4月28日诊。

**主诉**：月经量少1年余。

**病史**：患者自诉既往月经规律，周期27～30天，经行5～6天，经量中等。于1年前开始出现月经量减少，经色鲜红，经期2天干净，周期规则（27～30天），曾到医院就诊发现卵巢储备功能下降（血FSH升高至9.36IU/L）。末次月经日期：2014年4月17日，量少，2天月经干净。现觉得时有头痛，夜寐差，多梦，纳可，大便干，舌红，苔白腻，脉沉细。G3P1，七年前顺产1女，人流1次，于去年3月孕3月胚胎停育行清宫术。2014年1月26日查性激素六项：FSH 13.44IU/L，LH 2.75IU/L，PRL 28.24ng/ml，$E_2$ 20.69pg/ml，P 0.29ng/ml。

**中医诊断**：月经过少。

**辨证**：肾阴亏虚。

**治法**：补肾益精，养血调经。

**处方**：大补阴丸加减。

**方药**：薏苡仁20g，陈皮5g，茯苓10g，枸杞子10g，川续断10g，龟甲10g，甘草10g，白术10g，黄柏10g，白芍20g，麦冬10g。7付，日一付，水煎服。

二诊（2014年5月12日）：现月经周期第25天。末次月经：2014年4月17日，量少，2天干净，周期28天，舌红，苔白腻，脉沉细。考虑经前期，舌苔白腻湿热瘀阻，予以清热利湿化瘀治疗。处方：丹参12g，牡丹皮10g，白芍10g，白术10g，薏苡仁20g，黄柏10g，苍术10g，麦冬10g，芡实10g，藿香10g，天花粉10g。7付，日一付，水煎服。

三诊（2014年5月26日）：月经周期第10天。末次月经日期：5月16日，经行6天干净，经量较前稍有增多，色暗红，无痛经，经行夜寐多梦，舌红，苔白腻，脉细。处方：丹参10g，牡丹皮10g，黄柏10g，甘草10g，陈皮5g，薏苡仁20g，茯苓10g，苍术10g，葛根10g，白术10g，枸杞子10g，天花粉10g，藿香5g。15付，日一付，水煎服。

四诊（2014年6月18日）：经行6天。末次月经6月13日，经量偏少，色暗红，现基本干净，周期27天，现觉汗多，舌红，边有齿印，苔白腻，脉细。5月19日查性激素六项（外院）：FSH 11.11IU/L，LH 3.32IU/L，PRL 21.92ng/ml，$E_2$ 47.16pg/ml，P 0.26ng/ml，T 0.26ng/ml。处方：山茱萸10g，太子参10g，白术10g，茯苓10g，甘草10g，北黄芪20g，薏苡仁10g，芡实10g，牡蛎10g，陈皮5g。7付，日一付，水煎服。

五诊（2014年6月27日）：月经周期第15天，现汗多，舌红，脉细弦。予以益气养阴之生脉散加减治疗。处方：太子参20g，浮小麦20g，五味子5g，白术10g，甘草10g，薏苡仁20g，陈皮5g，茯苓10g，牡蛎20g。

15付，日一付，水煎服。

六诊（2014年8月11日）：末次月经日期8月4日，经行7天，经量偏少，入睡难，汗多，大便稀。8月7日查性激素六项：FSH 9.37IU/L，LH 6.3IU/L，PRL 46.9ng/ml，$E_2$ 60.32pg/ml，P 0.77ng/ml，T 0.395ng/ml。考虑经后期血海空虚，予以补肾养阴填精。处方：龟甲10g，熟地黄20g，何首乌20g，北黄芪20g，甘草10g，川续断10g，香附10g，白芍20g，白术10g，当归10g，菟丝子10g，丹参10g。15付，日一付，水煎服。

七诊（2014年9月5日）：末次月经日期2014年9月2日，现月经第4天，经量偏少，色暗红，有血块，稍有下腹隐痛，无腰酸，纳寐可，大便尚可，小便黄。舌淡，苔黄腻，脉细弦。考虑肾虚夹湿热，予以三妙散加减补肾养血，清热祛湿。处方：苍术10g，薏苡仁10g，黄柏10g，何首乌20g，丹参12g，枸杞子10g，覆盆子10g，山茱萸10g，川续断10g，香附10g。7付，日一付，水煎服。

八诊（2014年9月12日）：现月经周期第11天，经行6天干净，纳可，二便调。舌淡，苔黄腻，脉细弦。于9月5日查性激素六项：FSH 6.49IU/L，LH 3.75IU/L，

PRL 15.32ng/ml，$E_2$ 46.63pg/ml，P 0.47ng/ml，T 33.84ng/ml。予以补肾健脾益气养血调经，处方：丹参10g，何首乌20g，蒲黄炭10g，五味子5g，白术10g，党参10g，川续断10g，甘草10g，枸杞子10g，覆盆子10g，北黄芪20g，当归10g。15付，日一付，水煎服。

九诊（2014年9月29日）：于9月27日经行，现月经第3天，经未净，量比上月稍多。经前一天下腹牵扯痛，现无特殊不适。处方：山茱萸10g，何首乌20g，太子参10g，北黄芪20g，丹参10g，川楝子10g，白术10g，淮山药10g，甘草10g，枸杞子10g，龟甲10g，川续断10g。12付，日一付，水煎服。

十诊（2014年10月15日）：现月经第18天。末次月经日期9月27日，周期25天。于月经周期第14天行B超检测：有优势卵泡22mm×17mm。考虑排卵后，在补肾养阴的基础上加温肾壮阳之品，处方：枸杞子10g，巴戟天10g，当归10g，白芍10g，甘草10g，川续断10g，菟丝子10g，龟甲10g，山茱萸10g，覆盆子10g。7付，日一付，水煎服。

十一诊（2014年10月27日）：现月经第4天，于10月24日经行，经量较前明显增多，基本正常，经色鲜红，无痛经，周期27天，舌红，苔薄白，脉细。于10月26日复查性激素六项：FSH5.34IU/L，LH4.11IU/L，余正常。经治疗患者月经量已经基本正常，守9月29日方出入治疗，于2015年2月25日因"停经35天，阴道少量流血1天"复诊，查尿HCG：阳性。舌红，苔黄腻，脉细滑。考虑阴虚血热所致，治以补肾养阴清热的保阴煎加减。处方：墨旱莲10g，女贞子10g，桑叶10g，黄芩10g，黄柏10g，枸杞子10g，熟地黄10g，续断10g，菟丝子10g，阿胶10g（烊化），白芍10g。经治疗患者无阴道流血以及腹痛。

**按语**：该患者因月经量少就诊，属于中医的月经过少。患者因先天禀赋不足，肾气亏虚，精血不足，冲任血海亏虚以致经量渐少；肾虚不能系胎，胎元不固故出现滑胎；肾虚不能濡养外府则腰酸；肾精不足，虚热内生，上扰心神出现失眠多梦；舌红、口干为肾精亏虚的表现。本病属月经过少，证属肾精亏虚。治则补肾益精，养血调经。方选大补阴丸加减。因舌苔白腻，考虑湿热内蕴，治以大补阴丸加减清热祛湿。方中龟甲、白芍、麦冬、枸杞子滋肾养阴；茯苓、白术健脾益气以资气血生化之源；黄柏、薏苡仁、陈皮清热祛湿理气；川续断补肾强腰；甘草调和诸药。并结合调周治疗，经后期予左归丸合用等补肾养阴，排卵期后加巴戟天等补肾助阳，经前期加丹参、川芎等养血活血。共奏补肾益精，养血调经之效。

## 【病例6】月经过少、后期（肾阴虚型）——卵巢储备功能下降

范某，女，36岁，于2015年4月3日初诊。

**主诉**：月经量少、未避孕未孕5年余。

**病史**：患者自诉5年余未避孕未孕，曾因输卵管因素分别于2010年、2012年、2014年在生殖中心做胚胎移植，均不着床。平素月经15～28天一行，经行4～5天。末次月经3月28日，经行3天净，经量少；前次月经3月1日，经行6天净，量少，经行腹痛、腰酸，舌暗红，苔裂，脉细弦。丈夫精子分析可（未提供资料）。

生殖中心检查：①（3月23日）UU阳性，MH阳性；②（3月2日）FSH 25.96U/L，LH 16.62U/L，$E_2$ 37pg/L；③（3月9日）B超提示内膜厚约9.3mm；子宫肌瘤；左侧卵巢主卵泡并囊肿，左侧输卵管积水。

**西医诊断**：① 不孕症；② 子宫肌瘤。

**中医诊断**：① 月经过少；② 不孕症。

**辨证**：肾阴虚证。

**治法**：滋阴补肾，活血调经。

**处方**：大补阴丸加减。

**方药**：丹参10g，甘草10g，鬼箭羽10g，赤芍10g，知母10g，龟甲10g，黄柏10g，熟地黄10g，薏苡仁10g，芡实10g，合欢皮10g，枸杞子10g。20付，日一付，水煎服。

二诊（2015年6月29日）：患者末次月经6月18日，经行4天干净，现汗多，自觉虚弱，腰膝酸冷，口干，眼涩，多梦。月经23～25日一行，经行4～5天干净，于生殖中心促排第10天，卵泡量少，卵泡不长。6月19日查FSH 24.17U/L，LH 17.2U/L，$E_2$28pg/L。考虑患者阴虚津亏，故口干；虚火扰心，故夜梦多；阴血不足，虚热内盛，热伏冲任，扰动血海，故久不孕，卵泡不长。考虑肾阴虚，予以大补阴丸加减滋阴补肾。处方：当归10g，知母12g，龟甲10g，菟丝子10g，熟地黄10g，丹参10g，枸杞子10g，薏苡仁20g，甘草10g，黄柏10g，白术10g，淮山药10g，葛根10g。15付，日一付，水煎服。

　　三诊（2015年7月13日）：患者末次月经6月18日。6月23日到生殖中心开始促排，7月3日取卵一个，卵子质量不高，取卵失败，取卵后现仍觉乏力，腰腹酸冷，腹部胀，口干，多梦，纳可。6月19日查FSH 24.17U/L，LH 17.2U/L，$E_2$ 28pg/L。考虑患者促排后，恐损伤肾精，予以大补阴丸合左归丸加减，滋阴补肾，调补冲任。处方：知母10g，龟甲10g，黄柏10g，熟地黄10g，枸杞子10g，沙参10g，山茱萸10g，覆盆子10g，菟丝子10g，鹿角胶（烊化）10g，石斛10g。12付，日一付，水煎服。

　　四诊（2015年7月24日）：末次月经7月17日，现月经第8天，至今未净，自觉腰酸，腹冷，膝冷，经色暗黑，量少，周期29天。口干，梦多，大便难。考虑患者阴虚火旺，火灼津液，故口干；心火上炎，则夜梦多；向下耗损肾水，肾失阴液濡养，血海空虚，故月经色暗黑，量少，时觉腰酸腹冷。予大补阴丸加减。处方：知母10g，龟甲10g，薏苡仁10g，熟地黄10g，合欢皮10g，枸杞子10g，菟丝子10g，淮山药10g，葛根10g，石斛10g，生地黄10g。10付，日一付，水煎服。

五诊（2015年8月5日）：胚胎移植失败后复诊。末次月经7月17日，量少，腹痛。周期29天。现咽痛，口干，大便难，梦多。曾三次取卵，均失败，丈夫精液正常。患者久病伤阴，多次取卵又伤肾气，肾阴不足，无以濡养胞宫，不荣则痛，则行经量少，腹痛；阴虚火旺，损伤阴液，故大便难，予大补阴丸合一贯煎加减滋阴补肾，清热调经。处方：龟甲10g，知母10g，黄柏10g，熟地黄10g，枸杞子10g，当归10g，麦冬10g，沙参10g，菟丝子10g，川芎10g，甘草10g，桑叶10g。15付，日一付，水煎服。

六诊（2015年8月19日）：末次月经8月17日，周期31天。口干，咽痛。查FSH 18.50U/L，LH 10U/L，$E_2$ 25pg/L。B超示双侧卵巢、左输卵管积水。大补阴丸合一贯煎加减。方药：知母10g，龟甲10g，黄柏10g，熟地黄10g，当归10g，麦冬10g，沙参10g，枸杞子10g，菟丝子10g，川芎10g，覆盆子10g。12付，日一付，水煎服。在此基础上，守方加减治疗3个月。

复诊（2015年12月2日）：末次月经11月21日，经行5天干净，量中，有血块，经行腰酸，无痛经，已结扎。周期28天。舌暗红，苔裂，脉弦。11月22日查FSH 6.43U/L，LH 3.54U/L，$E_2$ 77.63pg/L。B超：子宫肌瘤并腺肌瘤，左卵泡21mm×17mm。考虑患者经后期，血海空虚，当补肾填精，予大补阴丸加减。方药：龟甲10g，知母10g，黄柏10g，苍术10g，菟丝子10g，芡实10g，枸杞子10g，薏苡仁10g，覆盆子10g，当归10g，北黄芪10g，淮山药10g。15付，日一付，水煎服。

**按语**：患者未避孕未孕5年余，多次行胚胎移植均失败。该病诊断为：① 不孕症；② 月经过少。辨证为肾阴虚证。患者月经量少，经行4～5

天即净，为阴血虚少的表现，患者多次助孕均不成功，损伤肾阴，肾阴亏损，精血不足，冲任空虚，不能凝精成孕，故婚久不孕；舌暗淡，脉细弦为肾阴虚之征。治法：滋阴补肾，活血调经。予大补阴丸加减，方中熟地黄、龟甲滋阴潜阳，壮水制火；黄柏苦寒泻相火以坚阴；知母苦寒而润，上能清润肺金，下能滋清肾水；丹参、赤芍活血祛瘀止痛；鬼箭羽破血通经，合欢皮活血安神，枸杞子益精补肾；薏苡仁、芡实健脾，补血之源，使生血有源；甘草调和诸药。全方共奏滋阴降火，活血调经之效。患者久病，阴血不足，血行不畅，瘀滞胞宫，故行经痛甚，后酌加金铃子散、失笑散活血祛瘀止痛。患者现月经规律，经行5～6天方净，已无痛经。

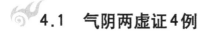

## 4. 崩漏

### 4.1 气阴两虚证4例

【病例1】崩漏（气阴两虚证）

**主诉**：月经失调6年。

**病史**：患者近6年来月经15～18天干净。末次月经2015年11月11日，现月经第2天，量中，色鲜红，无痛经。前次月经：2015年10月17日，经行18天，周期25天。曾因经期延长行诊刮术。病理提示：子宫内膜增生期。孕2产2，剖宫产2胎，已结扎。舌暗红，苔白腻，脉弦。

**西医诊断**：子宫异常出血。

**中医诊断**：崩漏。

**辨证**：气阴两虚证。

**治法**：养阴清热，凉血调经。

**处方**：生脉散合当归补血汤加减。

**方药**：太子参15g，麦冬10g，五味子5g，北黄芪

20g，当归10g，蒲黄炭10g，桑叶10g，女贞子12g，墨旱莲12g，益母草10g，甘草6g。7付，日一付，水煎服。

于2015年11月19日二诊：现月经周期第9天，经治疗本次月经经行4天干净，经量较前减少，色鲜红，无血块，口干，舌质红，尖有瘀点，苔白腻，脉弦。考虑经后血海空虚，在上方基础加补肾养阴之品，处方：当归10g，白芍15g，太子参15g，麦冬10g，五味子5g，山茱萸10g，生地黄15g，淮山药15g，北黄芪20g，女贞子12g，墨旱莲12g，甘草6g。14付，日一付，水煎服。

**按语**：本病例患者经期延长至15～18天，属于崩漏。患者月经先期、经色鲜红、经期延长、舌暗红，多因气虚不能固摄，阴虚内热，热扰冲任，冲任不固，不能制约经血所致。本病诊断：崩漏。治法：养阴清热，凉血调经。方选生脉散合当归补血汤加减，方中生脉散益气养阴，当归补血汤益气摄血，二至丸养阴清热止血，蒲黄炭、益母草活血化瘀止血，桑叶滋肾养阴，收摄止血，甘草调和诸药。诸药合用共奏益气摄血、滋水清热之效，使得血止经调。

## 【病例2】崩漏（气阴两虚证）

王某某，女，43岁。于2015年7月6日就诊。

**主诉**：月经紊乱3年，诊刮术后12天。

**病史**：患者自诉2012年人流术后开始出现月经紊乱，周期15～30天，经期15～40天，于6月26日因阴道流血多行分段诊刮术，术后4天血止。病理报告提示：子宫内膜不规则增生。现服用妇康片，8片/次，一日两次。术后下腹胀痛至今，腰酸，下腹冰冷，气短乏力，夜寐欠佳，纳可，大便溏烂，日行1次，小便黄，舌淡红，苔裂，脉沉弱。妇检：子宫、附件未见异常。B超提示：子宫、附件未见异常。孕2产1，顺产1孩。

**中医诊断**：崩漏。

**辨证**：气虚血瘀。

**治法**：益气养血，活血化瘀。

**处方**：当归补血汤加减。

**方药**：太子参10g，麦冬10g，北黄芪20g，五味子5g，白芍10g，鹿角胶10g，龟甲10g，黄柏10g，川楝子10g，柴胡10g，蒲黄炭20g，橘核10g。15付，日一付，水煎服。

二诊（2015年7月13日）：诊刮术后17天，于昨天开始出现阴道流血，量中，下腹胀痛，腰酸，气短乏力，双脚跟酸痛，畏寒，口干，夜寐较前好转，大便溏烂，舌淡红，苔裂，脉沉弱。查：纸垫上有少许鲜红色血迹。治疗在上方基础加云南白药4g×1瓶，1/3瓶，一日两次。

三诊（2015年7月29日）：经治疗阴道流血7天干净，现月经周期第17天，现仍觉下腹痛，腰酸痛，疲倦乏力，头晕，大便溏烂，小便黄，纳可。舌淡红，苔裂，脉沉弱。治疗予以益气养阴之大补阴丸合生脉饮加减，处方：北黄芪20g，知母10g，龟甲10g，黄柏10g，熟地黄10g，太子参20g，麦冬10g，何首乌20g，五味子5g，甘草10g，川续断10g，沙参10g。15付，日一付，水煎服。

四诊（2015年8月3日）：于8月2日开始经行，色鲜红，经行第一天下腹痛甚，经量较前减少，经色暗红，有血块，觉疲倦乏力，头晕较前明显好转，大便溏烂，纳可。舌淡红，苔裂，脉沉弱。考虑气虚血瘀所致，治疗予以当归补血汤加减以健脾益气，化瘀止血。处方：黄芪20g，当归10g，蒲黄炭10g，五灵脂10g，龟甲10g，生牡蛎10g，丹参10g，白术10g，茯苓10g，甘草10g，川楝子10g，桑叶10g，墨旱莲10g。5付，日一付，水煎服。

五诊（2015年8月19日）：于8月2日开始经行，服云南白药后6天血止，经量多，有血块，现觉腰酸、脚跟痛，头晕，外阴坠胀疼痛、空坠感。舌淡红，苔裂，脉沉弱。血止后予以健脾益气养阴复旧，处方：太子参10g，麦冬10g，五味子5g，何首乌20g，淮山药10g，川楝子10g，川续断10g，龟甲10g，熟地黄10g，砂仁5g，薏苡仁20g。7付，日一付，水煎服。

六诊（2015年8月28日）：月经周期第26天，末次月经8月2日，经行6天干净，现觉腰痛，头晕乏力，偶有气喘，脚跟痛，外阴坠胀疼痛、空坠感。舌淡红，苔裂，脉沉弱。继续予以健脾益气，养阴调经，处方：

知母10g，黄柏10g，龟甲10g，熟地黄10g，太子参20g，五味子5g，麦冬10g，黄芪20g，蒲黄炭10g，五灵脂10g。12付，日一付，水煎服。

七诊（2015年9月7日）：经治疗后上症缓解，月经今日来潮，经量少，色暗，无血块，腰酸，下腹坠胀，周期35天，舌淡红，苔裂，脉沉弱。在上方基础加丹参10g，10付，日一付，水煎服。

八诊（2015年9月16日）：月经周期第10天。末次月经9月7日，经行5天干净，经量多，有血块，外阴坠胀、疼痛，空坠感明显缓解，现觉腰酸，头晕乏力，口干。舌淡红，苔裂，脉沉弱。继续予以健脾益气，养阴调经，处方：太子参20g，五味子5g，麦冬10g，何首乌20g，白芍10g，续断10g，知母10g，龟甲10g，山茱萸10g，黄芪20g，熟地黄10g，丹参10g，淮山药10g。12付，日一付，水煎服。

**按语**：患者月经紊乱3年，属于中医的崩漏。患者舌淡红，苔裂，脉沉弱，为气阴两虚，气虚不摄血，阴虚内热，热扰冲任，迫血妄行，冲任不固，经血非时而下，故出现崩漏。由于出血为离经之血，离经之血即为瘀血，瘀血阻滞胞宫胞脉则经量多，有血块，下腹坠胀，腰酸。气血亏虚不能濡养清窍则头晕，气虚失于健运则乏力，大便溏烂；阴虚则内热，热扰心神则夜寐欠佳。故本病诊断为崩漏，辨证为气虚血瘀；治法益气养血，活血化瘀。方药：当归补血汤加减，方中黄芪、当归健脾益气摄血，生脉散益气养阴止血，川楝子、柴胡行气止痛，蒲黄炭、橘核活血化瘀止血，黄柏清热泻火，白芍酸甘敛阴，龟甲、鹿角胶血肉有情之品补养阴血。全方共奏健脾益气，养阴止血之效。出血多者加用云南白药止血以"塞流"。血止后予以健脾益气养阴的生脉散合大补阴丸加减"复旧"，经治疗患者的月经周期、经期、经量恢复正常已经2个月。

## 【病例3】崩漏（气阴两虚证）

李某，女，34岁，于2013年8月7日初诊。

**主诉**：月经失调3个月。

**病史**：患者自今年5月开始出现经期延长，经行7天后常淋漓不尽，经色鲜红，经期延长至15天方干净，周期23～27天，末次月经2013年7月18日，白带黄，纳可，二便调，舌暗红，苔薄黄，脉细弦。妇检：外阴正常，阴道少许血性分泌物，色黄，宫颈光，无举摆痛，子宫常大，活动欠佳。B超：子宫内膜厚9mm，卵泡1.3cm×0.8cm。孕1产1，未放环。

**西医诊断**：子宫异常出血。

**中医诊断**：崩漏。

**辨证**：气阴两虚证。

**治法**：养阴清热，凉血调经。

**处方**：生脉散合失笑散加减。

**方药**：太子参15g，麦冬10g，五味子5g，五灵脂10g，蒲黄炭10g，当归10g，桑叶10g，白芍20g，墨旱莲12g，续断10g，甘草6g。15付，日一付，水煎服。

于2013年9月4日二诊：经治疗，末次月经8月13日，经行5天干净，经量中等，色鲜红，少许血块，周期25天，脸上多痘，带下不多，干涩感，舌质红，边有齿痕，苔少，脉细弦。考虑气阴两虚，予以补肾养阴清热的大补阴丸加减。处方：知母10g，黄柏10g，龟甲10g，熟地黄10g，山茱萸10g，白芍10g，当归10g，茯苓10g，甘草10g，太子参12g，麦冬10g，玄参10g。15付，日一付，水煎服。

　　**按语**：本病为经期延长（15～18天），属于崩漏。患者月经先期、经色鲜红、经期延长、舌暗红多因气虚不能固摄，阴虚内热，热扰冲任，冲任不固，不能制约经血所致。本病诊断：崩漏。治法：益气养阴，凉血调经，方选生脉散合失笑散加减。方中生脉散益气养阴，桑叶、墨旱莲养阴清热止血；失笑散活血化瘀止血，当归、白芍养血补血，续断补肾强腰，甘草调和诸药。共奏益气摄血，滋水清热，使得血止经调。在此基础上结合月经周期，经后期予以大补阴丸合生脉饮加减以补肾养阴调经，使得肾水足则热清经调。

## 【病例4】崩漏（气阴两虚证）

蒙某，女，34岁，于2015年9月25日初诊。

**主诉**：月经失调2年余，阴道流血15天，量多1周。

# 一、月经病

**病史**：患者自诉2年前开始出现月经失调，周期15～40天，经期常持续15～30天不净，已行2次诊刮术，今年6月行诊刮术提示：内膜息肉，子宫腺肌瘤，增生期内膜，术后一直服用"优思明"治疗，本月停用"优思明"后3天，末次月经9月7日经行，量时多时少，淋漓不净，有血块，至今未净，近5天经量增多，色暗红，有血块，偶有腹痛。曾到西医医院就诊，建议手术治疗，患者不愿意手术，遂来院就诊。刻见面色苍白，头晕，腰酸，夜寐欠佳，纳差，二便调。舌淡红，苔薄白，脉沉弦。查：纸垫见经血量多，色暗，有血块。孕2产1。

**西医诊断**：功能失调性子宫出血。

**中医诊断**：崩漏。

**辨证**：气阴两虚。

**治法**：益气养阴，固冲止血。

**处方**：当归补血汤加减。

**方药**：黄芪30g，当归10g，桑叶10g，墨旱莲10g，仙鹤草10g，益母草10g，山茱萸10g，太子参20g，牡蛎20g。5付，日一付，水煎服。云南白药4g×3瓶，2g，一日三次。

二诊（2015年9月28日）：经治疗，经血基本干净，见少许褐色分泌物，今无不适，脉细弦。考虑崩漏引起气阴两伤，血止后予以益气养阴，养血补血，继续守方加减。处方：北黄芪20g，当归10g，桑叶10g，墨旱莲10g，女贞子10g，牡蛎10g，山茱萸10g，太子参20g，麦冬10g，五味子10g，何首乌20g，阿胶（烊化）10g。7付，日一付，水煎服。

三诊（2015年10月12日）：阴道流血已止，白带量多，色黄。自觉偶有口干，纳寐可，二便调。舌淡红，苔薄白干，脉细弱。血常规：中度贫血。B超：子宫增大，回声不均，考虑子宫腺肌症，子宫内膜9mm。考虑患者久病气血两虚，气虚则血行不畅，导致血瘀内停，阻滞冲任，故在益气养阴的基础上加活血化瘀之失笑散。处方：北黄芪30g，当归10g，桑叶10g，蒲黄炭10g，五灵脂10g，太子参10g，麦冬10g，何首乌20g，枸杞子10g，川芎10g，益母草10g，牛膝10g，九香虫10g。7付，日一付，水煎服。

四诊（2015年10月28日）：患者于10月24日经行，经行第2、3天量多，有血块，经行下腹隐痛，现月经第4天，经未净，量中，经色暗红，现自觉乏力，腰酸甚，纳寐可，二便调。舌淡，苔薄白，脉细弦，重按无力。考虑气阴两虚引起的崩漏，继续予以益气养阴的当归补血汤合生脉散。方药：北黄芪20g，当归10g，桑叶10g，何首乌20g，太子参10g，仙鹤草10g，麦冬10g，五味子10g，牡蛎10g，白芍10g，枸杞子10g。15付，日一付，水煎服。

五诊（2015年11月25日）：经治疗，上次月经经行6天干净，于11月25日经行，今月经第1天，今早起白带夹有血丝，昨晚开始下腹隐痛，周期32天，舌淡红，苔黄腻，脉弦细。考虑行经期，予以四物汤加减养血活血。处方：当归10g，川芎10g，白芍10g，川续断10g，何首乌20g，鹿角胶（烊化）10g，太子参10g，丹参10g，桑叶10g，甘草10g。5付，日一付，水煎服。

六诊（2015年12月2日）：患者末次月经11月25日，6天净，量偏多，经色暗红，有小血块，周期32天，常觉腰酸。舌淡红，苔白腻，脉沉细。考虑经后期血海空虚，患者有子宫腺肌瘤，予以养血活血的四物汤加减治疗。处方：当归10g，川芎10g，白芍10g，蒲黄炭10g，五灵脂10g，益母草10g，橘核10g，荔枝核

10g，牡蛎10g，覆盆子10g，枸杞子10g。15付，日一付，水煎服。

　　**按语**：患者月经失调2年余，阴道流血15天，量多1周就诊，属于中医的崩漏。患者反复月经失调，失血伤阴，气随血耗，导致气阴两伤，气虚不摄血，阴虚内热，热扰冲任，迫血妄行，冲任不固，经血非时而下，故出现崩漏。而且患者有子宫腺肌瘤，说明有血瘀内阻，瘀阻冲任，血不归经，加重崩漏，故出现量时多时少，淋漓不净，有血块，腹痛。失血过多，故面色苍白，头晕；阴虚内热，热扰心神，故夜寐欠佳。肾阴虚则不能濡养其外府故腰酸；脾气虚则失于运化故纳差。舌淡红，苔薄白，脉沉弦均为气阴两虚的表现。故本病诊断：崩漏，辨证为气阴两虚夹有血瘀，治则益气养阴，固冲止血调经，由于患者出血较多，先予以云南白药塞流止血，同时方选当归补血汤加减，方中黄芪、太子参、当归健脾益气，升阳止血，气能摄血，正气充盛，则血不行于脉外；桑叶、墨旱莲、仙鹤草凉血止血；益母草、山茱萸、牡蛎固冲调经。全方共奏益气养阴，固冲止血之效，气血双补，阴血得滋，血行脉道之内，故服药后血止。患者现已血止，月经规律，经行6～7天则止。血止后澄源复旧，根据患者气阴两虚夹有血瘀治疗，在益气养阴的基础上加活血化瘀、祛瘀生新之失笑散加减调经，再针对患者的子宫腺肌瘤血瘀证予以养血活血、消癥散结的失笑散合内异痛经灵加减治疗。

## 4.2　气虚血瘀证2例

### 【病例5】崩漏（气虚血瘀证）

褟某某，女，35岁。于2014年2月28日初诊。

**主诉：**月经失调2年。

**病史：**患者自诉2年前开始月经失调，停经3个月后经行量多。2013年7月份开始停经3月。10月经行量多，至12月份行诊刮术。（12月10日）诊刮病理：内膜呈增殖期组织图像，局部呈单纯性增生改变，少量腺体潴留性扩张。诊刮术后2月余，经未行，现觉得乏力，腰酸，纳可，夜寐欠佳，二便调。舌淡暗，苔薄白，脉沉细。2月25日B超：Em1.5cm。孕2产1，顺产1孩。

**中医诊断**：崩漏。

**辨证**：气虚血瘀。

**治法**：益气养血，活血化瘀。

**处方**：当归补血汤加减。

**方药**：北黄芪20g，血竭3g，当归10g，川芎10g，鬼箭羽10g，巴戟天10g，淫羊藿（仙灵脾）10g，菟丝子10g，太子参10g，赤芍20g。7付，日一付，水煎服。

二诊（2014年3月7日）：阴道少量血性分泌物，量少，无腹痛，舌淡暗，苔薄白，脉沉弱。上方加急性子5g、牛膝10g、益母草10g以引血下行。7付，日一付，水煎服。

三诊（2014年3月14日）：昨日阴道少量流血，无腹痛，纳可。舌淡暗，苔薄白，脉沉细。考虑经将行，予以益气活血之当归补血汤加减。处方：北黄芪20g，

116

血竭3g，当归10g，川芎10g，益母草10g，鬼箭羽10g，急性子5g，牛膝10g，太子参10g，川续断10g。14付，日一付，水煎服。

四诊（2014年3月24日）：于3月18日开始阴道少量流血，色鲜红，19日开始血量增多，至今未净，现经量偏多，有少许血块，下腹隐痛不适，纳可，觉疲倦乏力，头晕，二便调。考虑气虚致冲任不固，予当归补血汤加减以益气健脾止血。处方：① 枸橼酸氯米芬胶囊50mg×5片，每次1片，一天一次；② 桑叶20g，蒲黄炭10g，益母草10g，北黄芪20g，太子参20g，麦冬10g，白术10g，陈皮10g，甘草10g。7付，日一付，水煎服。

五诊（2014年3月31日）：用药后两天血止，余无不适。舌淡暗，苔薄白，脉沉细。处方：太子参10g，麦冬10g，五味子5g，何首乌20g，蒲黄炭10g，黄柏10g，白术10g，北黄芪10g，甘草10g，枸杞子10g，墨旱莲10g。7付，日一付，水煎服。

六诊（2014年4月14日）：月经周期第24天，末次月经2014年3月18日，经行10天，量多，有血块。于月经第5天服克罗米芬。带下多，下腹偶有隐痛，舌淡红，苔薄白，脉细弦。考虑血虚所致下腹隐痛，予以当归芍药散加减以养血健脾补肾调经，处方：当归10g，白芍20g，白术10g，茯苓10g，牛膝10g，川续断10g，益母草10g，川芎10g，鬼箭羽10g，丹参12g。12付，日一付，水煎服。

七诊（2014年4月18日）：月经第3天。末次月经4月16日，经前下腹疼痛，周期28天，今未净，经量多，有大量血块，口干，腰痛。4月14日B超：Em1.8cm，宫颈多发囊肿，盆腔少量积液，左卵巢内混合回声（黄体？），左卵巢低回声（巧囊？）。予以健脾益气止血的当归补血汤加减，处方：北黄芪20g，当归10g，桑叶10g，阿胶（烊化）10g，益母草10g，麦冬10g，太子参10g，墨旱莲10g，茯苓10g，白术10g。3付，日一付，水煎服。

八诊（2014年4月21日）：月经第6天，今未净，经量已少。继续予以促排卵，中药予以补肾益气、止血调经，处方：① 枸橼酸氯米芬胶囊50mg×5片，每次1片，一天一次；② 北黄芪20g，当归10g，白术10g，茯苓10g，陈皮10g，枸杞子10g，覆盆子10g，赤芍10g，何首乌10g，熟地黄20g。7付，日一付，水煎服。

九诊（2014年4月28日）：月经第12天。末次月经日期：4月16日，现无不适。B超提示子宫内膜息肉。继续予以健脾益气调经之当归补血汤加减治疗，处方：北黄芪20g，麦冬10g，当归10g，桑叶10g，甘草10g，丹参12g，白芍20g，墨旱莲10g，川芎10g，急性子5g，五味子5g。15付，日一付，水煎服。

十诊（2014年5月12日）：月经周期第26天，无不适，舌淡红，苔薄白，脉弦。考虑经前期，予以当归芍药散加减治疗。处方：女贞子10g，何首乌20g，淮山药10g，麦冬10g，太子参10g，艾叶5g，白术10g，白芍10g，甘草10g，茯苓10g，川芎10g。7付，日一付，水煎服。

十一诊（2014年5月19日）：月经周期第3天，于5月17日经行，昨日经量多，有血块，色鲜红，无痛经，周期30天。今经量已经减少，色暗红，舌淡红，苔薄白，脉细。处方：① 枸橼酸氯米芬胶囊50mg×5片，每次1片，一天一次；② 太子参20g，麦冬10g，何首乌20g，五味子5g，北黄芪20g，当归10g，桑叶10g，陈皮10g，桑螵蛸10g，白芍20g，白术10g。7付，日一付，水煎服。

十二诊（2014年5月26日）：月经周期第10天，末次月经5月17日。现睡眠差，入睡困难，易醒多梦。舌淡，苔薄白，边有齿印，脉弦。处方：北黄芪20g，当归10g，生党参10g，白术10g，沙参20g，陈皮5g，柴胡10g，白芍20g，淮山药10g，桑寄生10g，丹参12g。14付，日一付，水煎服。

十三诊（2014年6月11日）：月经周期第26天，现乳房胀痛，脉细。考虑经前期，予以健脾益气调经，处方：太子参20g，麦冬10g，五味子5g，当归10g，益母草10g，岗稔根10g，蒲黄炭10g，北黄芪20g，白术10g，茯苓10g。7付，日一付，水煎服。

十四诊（2014年6月18日）：月经周期第3天。于6月16日经行，经量中，色鲜红，有血块，脉细弦。处方：太子参20g，北黄芪20g，当归10g，桑叶10g，蒲黄炭10g，墨旱莲10g，女贞子10g，白芍20g，川续断10g。7付，日一付，水煎服。

十五诊（2014年6月25日）：月经周期第10天，经行7天干净，经量中等，经行第2天经量增多，余无特殊不适。周期28天。处方：白芍20g，当归10g，麦冬

10g，甘草10g，太子参10g，五味子5g，龟甲10g，茯苓10g，北黄芪20g，白术10g，何首乌20g。15付，日一付，水煎服。

十六诊（2014年7月9日）：月经周期第23天。末次月经6月16日，周期30天。于6月27日做B超（C12）：Em1.0cm，Rf 2.4cm×3.0cm，左卵巢巧囊（3.3cm×2.3cm）。处方：太子参10g，北黄芪20g，当归10g，白芍20g，龟甲10g，知母10g，丹参12g，淮山药10g，茯苓10g，麦冬10g，石斛10g，黄柏10g。15付，日一付，水煎服。

十七诊（2014年9月10日）：月经周期第6天，于9月6日经行，经量中，现基本干净，周期26天，现觉腰酸。舌淡红，苔薄白，脉细弱。处方：太子参10g，甘草10g，麦冬10g，香附10g，枸杞子10g，益母草10g，川续断10g，石斛10g，知母10g。15付，日一付，水煎服。

十八诊（2014年10月27日）：月经周期第24天。末次月经日期：10月3日，经行4天，量中。于10月25日阴道少量流血，1天干净，现无腹痛。自测尿HCG：弱阳性。处方：菟丝子10g，桑寄生10g，川续断10g，甘草10g，何首乌20g，阿胶（烊化）10g，桑叶10g，仙鹤草10g，白术10g，茯苓10g。7付，日一付，水煎服。经治疗患者已经剖宫产1孩。

**按语：**患者因经期、周期、经量发生异常改变2年就诊，属于中医的崩漏。患者行诊刮术后2个月经未行，根据患者舌淡暗、边有齿印，苔薄白，脉沉细，诊为气阴两虚，导致血海不能按时满溢所致，予以健脾益气，养血调经，方选当归补血汤加减。方中北黄芪、太子参健脾益气，当归、川芎、赤芍养血补血，血竭、鬼箭羽、急性子、益母草、牛膝活血化瘀，引血下行，巴戟天、淫羊藿（仙灵脾）、菟丝子补肾温阳，使得肾气盛，脾气健，冲任气血通盛则经行。经行后根据崩漏的治法"塞流、澄源、复旧"予以益气健脾止血调经的当归补血汤加减治疗。方中北黄芪、当归健脾益气止血，桑叶滋肾之阴止血，蒲黄炭、益母草活血化瘀，太子参、麦冬益气养阴，白术、陈皮健脾理气，甘草调和诸药，全方共奏补气健脾止血之效。并结合枸橼酸氯米芬胶囊促排卵，帮助患者恢复排卵，在此基础上治疗3个月，患者的周期、经期、经量恢复正常则经调孕成，孕后积极予以补肾健脾益气安胎的寿胎丸合四君子汤加减治疗，则胎安有子。

## 【病例6】崩漏（气虚血瘀证）

石某某，女，40岁，于2015年8月24日初诊。

**主诉：** 月经紊乱10年，加重2年，诊刮术后7天。

**病史：** 患者自诉于13岁月经初潮，2006年开始出现月经紊乱，周期30～90天，经期5～27天，在玉林市第一人民医院诊断为"功血"行诊刮术。病理提示：子宫内膜囊性增生过长。于2007年剖宫产1胎，产后2008～2009年闭经1年，2009年又开始出现月经失调，于2014年在容县人民医院行诊刮术，病理报告提示：子宫内膜单纯型增生过长。从末次月经7月26日开始出现阴道流血至今，经量多，用药物治疗效果不佳，于8月2日开始服用补佳乐2片、黄体酮300mg，连服10天，阴道出血量减少，于8月17日再次出现阴道大出血，遂到医科大一附院就诊行诊刮术，病理示：增殖期子宫内膜。3天后血止。现无阴道流血，坐久后腰酸、头晕、心悸乏力、汗多、纳差。舌淡，苔白腻，脉沉。查：面色苍白、唇色淡，舌淡，苔白腻，脉沉细无力。妇检：子宫、附件未见异常。血红蛋白：63g/L。

**西医诊断**：① 功能失调性子宫出血；② 中度贫血。

**中医诊断**：① 崩漏；② 虚劳。

**辨证**：气虚血瘀证。

**治法**：补肾健脾益气，固冲止血调经。

**处方**：当归补血汤合失笑散加减。

**方药**：北黄芪20g，当归10g，桑叶10g，枸杞子10g，覆盆子10g，蒲黄炭10g，五灵脂10g，白芍10g，鹿角胶10g（烊化），何首乌10g，山茱萸10g，菟丝子10g。共15付，日一付，水煎服。

二诊（2015年9月14日）：上症复诊，现诊刮术后27天，觉腰胀，动则乏力，大便稀，寐差易醒。9月11日B超提示：子宫内膜12mm，盆腔少量积液。舌淡暗，苔白腻，脉细弱。考虑经将至，予以健脾益气，补肾活血，予当归补血汤加减。方药：北黄芪20g，当归10g，蒲黄炭10g，五灵脂10g，益母草10g，菟丝子

10g，鹿角胶10g（烊化），川续断10g，丹参10g，薏苡仁10g，苍术10g。共7付，日一付，水煎服。

三诊（2015年9月21日）：月经第5天，末次月经9月16日，经量中，有少量血块，经行第一天腰酸、下腹胀痛，现经未净，量已少，大便稀，口干不欲饮，咽痛。舌淡，苔薄白，脉沉细。继续予当归补血汤合失笑散加减以健脾益气，活血祛瘀。方药：北黄芪20g，当归10g，桑叶10g，墨旱莲10g，枸杞子10g，川续断10g，蒲黄炭10g，五灵脂10g，五味子10g，何首乌20g，麦冬10g。共15付，日一付，水煎服。

四诊（2015年10月14日）：月经周期第28天，末次月经9月16日，7天干净，周期27天，于10月13日出现阴道少量流血，色鲜红，1天干净。近一周觉午后潮热，伴烦躁，饮水后汗出，身热，乏力，口干，胸闷，近两日腰酸胀，夜寐差。昨日查B超：内膜厚10mm，无盆腔积液。考虑经将至，继续予当归补血汤合失笑散加减以健脾益气，活血化瘀，加温肾壮阳的巴戟天、淫羊藿（仙灵脾）。方药：北黄芪20g，当归10g，蒲黄炭10g，五灵脂10g，川芎10g，白术10g，丹参10g，赤芍10g，益母草10g，巴戟天10g，石斛

10g，淫羊藿（仙灵脾）10g。共7付，日一付，水煎服。

五诊（2015年11月4日）：月经周期第21天。末次月经10月13日，经期6天。量不多，经行不畅，服上药后经行通畅，有血块，经行胀痛好转，周期27天。自行服用上药后白带夹有血带，加二至丸后血止。现胸胀，时白带夹有血丝。舌淡，苔裂，脉沉细。方药：北黄芪20g，当归10g，川芎10g，白芍20g，牡蛎10g，枸杞子10g，柴胡10g，茯苓10g，甘草10g。共15付，日一付，水煎服。

六诊（2015年11月16日）：月经周期第33天，经未行，偶有咳嗽，喉间有痰但咳不出，偶有腰胀，口干晨起尤甚。11月13日B超：子宫内膜11mm，子宫壁实性占位36mm×26mm，盆腔积液。舌淡暗，苔薄白，脉沉细。考虑子宫有实性占位而且子宫内膜较厚为瘀血所致，在当归补血汤合失笑散基础上加用云南白药止血化瘀。方药：益母草10g，丹参10g，北黄芪20g，当归10g，桃仁10g，蒲黄炭10g，五灵脂10g，川续断10g，桑叶10g，墨旱莲10g。共7付，日一付，水煎服。云南白药2瓶，1/3瓶，每天2次。

七诊（2015年12月9日）：月经周期第15天，服用上药后于11月16日经行，第1天口淡，经行第3天量多，1小时换一次卫生巾，有血块，经行下腹胀痛，经行第四天量开始减少。现月经经行7天干净，现带下量多，色白质淡。舌淡暗，苔白腻，脉沉细。继续予补肾健脾、化瘀止血调经之当归补血汤加减。方药：北黄芪20g，当归10g，桑叶10g，山茱萸10g，何首乌10g，五味子5g，川续断10g，薏苡仁10g，牡蛎20g，蒲黄炭10g，白芍20g。共14付，日一付，水煎服。

**按语：** 患者月经紊乱10年，加重2年就诊，因经期、周期、经量发生异常改变属于中医的崩漏。面色苍白，唇色淡，舌淡，苔白腻，脉沉细无力，考虑为气虚血瘀所致。由于禀赋不足，肾气亏虚，肾虚封藏失职，冲任不固，故出现崩漏，而且患者舌暗说明有瘀血，瘀阻冲任，血不归经溢于脉外，故加重崩漏。因经量过多，阴血亏虚，不能上荣脑窍，故头晕；气随血脱，故乏力；气虚无以摄血运血，血溢脉外，故流血不止，经量多且有血块。故诊断为崩漏、虚劳，辨证为气虚血瘀证。治法：补肾健脾益气，活血化瘀调经。方选当归补血汤合失笑散加减。方中重用黄芪补气以资化源，当归养血和营；蒲黄炭、五灵脂、丹参化瘀止血；鹿角胶、何首乌补气补血止血；枸杞子、菟丝子、山茱萸、覆盆子补肾益精；白芍养血调经，敛阴止汗，桑叶补肾养阴止血。师曰：该患者除了脾气亏虚，还要注重补益肾气，在当归补血汤健脾益气养血的基础上还要加补肾填精之品，如六味地黄丸的三补：山茱萸、熟地黄、淮山药，还有菟丝子、枸杞子、鹿角胶等，同时结合患者的阴阳虚实，阴虚者补益肾阴，阳虚者补肾壮阳，结合月经周期调周治疗。该患者的舌淡暗，说明脾肾阳虚而且有瘀血，治疗还要注意运用活血化瘀的药物，可以用失笑散、云南白药止血，调经时可用失笑散、丹参、桃仁等药物。该患者经过治疗肾气盛、脾气健、冲任气血充盛，月经周期、经期、经量恢复正常。

## 5.痛经

**【病例】**痛经、不孕（湿热瘀结型）——子宫内膜异位症

患者陈某某，女,37岁，于2012年10月13日就诊。

**主诉**：自然流产后经行腹痛，未避孕未孕2年。

**病史**：患者于2011年4月因胚胎停育行清宫术，术后开始出现痛经，经行少腹、腰骶部坠痛，伴有肛门坠胀，近3个月痛经明显加重，经行量多、有血块，非经期小腹坠胀不适，大便溏薄，舌质淡黯，有瘀斑，苔薄白，脉沉细涩。月经周期28～30天，经期10～12天方干净。末次月经为2012年9月22日。孕2产0，于2008年因早孕人流1次。

妇科检查：子宫后位，增大如孕7周大小，质地稍硬，左侧附件触及直径约5cm有压痛囊实性包块。

辅助检查：血D-二聚体907ml/L。B超：子宫内膜异位症，子宫增大7cm×6cm×5cm，左侧卵巢巧克力囊肿直径约5cm。

**西医诊断**：① 子宫内膜异位症；② 不孕症。

**中医诊断**：① 痛经（湿瘀互结型）；② 不孕症（湿瘀互结型）；③ 癥瘕（湿瘀互结型）。

**辨证**：湿瘀互结。

**治法**：调和肝脾，化瘀利湿，散结消癥。

**处方**：蠲痛饮加减。

**方药**：当归10g，赤芍10g，川芎9g，白术10g，茯苓15g，血竭5g，丹参10g，鸡血藤15g，补骨脂10g，蒲黄炭10g，五灵脂10g，橘核10g，炙甘草6g。每日1剂，水煎服，10剂。

服上药后，症状明显缓解，月经周期28天，经期7天干净，痛经明显缓解，经量及血块减少，精神渐好，大便调，脉细弦。在上方的基础上治疗4个月后，诸症消失，复查血D-二聚体正常。B超：子宫内膜异位症，子宫6cm×5cm×4cm，左侧卵巢巧克力囊肿直径约4cm×3cm。2013年3月5日因停经34天，查尿HCG阳性，予以中药安胎治疗，于2013年11月16日顺产一男孩。

**按语**：患者有经行性痛经、经期延长的临床表现，而且自然流产后未避孕未孕2年，妇科检查发现子宫后位，增大如孕7周大小，质地稍硬，左侧附件触及直径约5cm有压痛囊实性包块。B超提示子宫内膜异位症，子宫增大7cm×6cm×5cm，左侧卵巢巧克力囊肿直径约5cm。西医诊断属于：① 子宫内膜异位症；② 不孕症。中医诊断为：① 痛经；② 不孕症；③ 癥瘕。

由于该患者有人流手术以及清宫术史，多次的手术损伤胞宫胞脉，引起气血的损伤，离经之血即为瘀血；而且多次的宫腔手术伤及气血以及胞宫胞络，由于胞宫胞脉位于下焦，湿邪重着，下注，乘虚而入与血搏结于胞宫胞脉，则湿瘀留滞胞宫，不通则痛，故出现痛经；而且由于湿瘀阻滞胞宫，新血不得归经，离经而走，故出现经期延长，经行量多、有血块。湿瘀互结，阻滞脾胃，脾失健运故出现乏力、纳差、大便溏薄；脾气虚统摄无力，故出现小腹坠胀不适。湿瘀互结阻滞胞宫胞脉，使冲任不能相资，两精不能结合而致不孕。舌质淡黯、有瘀斑，苔薄白，脉沉细涩，为湿瘀互结之候。

故该患者的证型为：湿瘀互结型，属于虚实夹杂。病位胞宫胞脉。治法：调和肝脾，化瘀利湿，散结消癥。处方以蠲痛饮加减，方中鸡血藤、丹参、当归、川芎、赤芍补血行血，补而不滞，补中有行，恰合女子血常不足、易虚易瘀的特点，以扶正驱邪；补骨脂、白术、茯苓健脾利湿，使湿祛瘀化，且药性甘淡平和，利湿而不伤阴；血竭、鸡血藤、丹参化瘀散结止痛；炙甘草合赤芍即为《伤寒论》芍药甘草汤，临床及实验研究证实为缓急止痛要药。在此基础上因该患者子宫较大以及有卵巢巧克力囊肿，属于中医的癥痕，加蒲黄炭、五灵脂、橘核以理气消癥散结，祛瘀止痛。经治疗后患者痛经缓解，月经周期、经期正常。服上药后，患者瘀血得化，脾复健运，湿气乃去，癥痕得消，胞宫、胞络通畅，月经规律，并育一子。

## 6.经行前后诸证

### 6.1 经行感冒

**【病例1】经行感冒（邪犯少阳）**

陈某，女，34岁，于2014年1月8日初诊。

**主诉**：经行感冒发热近半年。

**病史**：近半年来经行感冒发热，经前或经行期间出现鼻塞、流涕、打喷嚏、发热，最高可达39℃，均需治疗方可好转，月经2/23～28天。LMP：3/1，经行2天干净，经量偏少，经色鲜红，无痛经。舌红，苔薄白，脉细。

**西医诊断**：经前期综合征。

**中医诊断**：经行发热。

**辨证**：邪犯少阳。

**治法**：益气养阴固表。

**处方**：生脉散合小柴胡汤加减。

**方药**：太子参12g，麦冬10g，五味子5g，丹参

12g，黄芪20g，淮山药10g，桑叶10g，石斛10g，千斤拔10g，柴胡10g，白芍20g。15付日一付。水煎服。

2014年2月5日：患者于1月30日经行，经量中等，经期3天干净，已无发热感冒，周期27天。舌红，苔薄白，脉细。继续守方治疗3个月，患者经行已无感冒。

**按语**：患者反复出现经期感冒发热，属于中医的经行发热。经行发热多因经期经血下泄，血海空虚，故外邪趁虚而入直中少阳，引起少阳证的发热，故治疗用小柴胡汤，非经期的治疗主要针对少阳胆经虚弱，补益少阳，主要通过养阴顾护卫表。方用生脉散+玉屏风散+养阴药白芍、石斛+活血化瘀药丹参+小柴胡汤加减。方中太子参益元气，补肺气，生津液；麦冬甘寒，养阴清热；五味子酸温，敛肺止汗，生津止渴；黄芪、千斤拔，补脾肾之气；黄芪可固表止汗，淮山药健脾益气，助黄芪以加强益气固表之功；石斛、白芍、桑叶滋肾养阴，与柴胡同用则可柔肝养阴，引药入肝胆经；丹参活血祛瘀。

## 【病例2】经行感冒（邪犯少阳）

蔡某某，女，29岁，于2013年8月28日初诊。

**主诉**：反复经行感冒3个月。

**病史**：患者自述3个月来经行前后出现感冒，鼻塞、流涕，咳嗽、咳痰，时有低热，月经规则，周期30～35天，末次月经8月18日，经行4～6天，4天干净，量中，血块多，经行第一天下腹痛，现咳嗽、痰多、色黄。舌淡红，苔白腻，脉细弦。孕2产0，人流1次，于2011年1月孕60天胚胎停育行清宫术。

**中医诊断**：经行感冒。

**辨证**：少阳证。

**治法**：补养肾肝。

**处方**：小柴胡汤加减。

**方药**：柴胡10g，黄芩10g，白芍20g，菟丝子10g，枸杞子10g，覆盆子10g，甘草10g，川续断10g，淮山药10g，茯苓10g。7付，日一付，水煎服。

二诊（2013年9月11日）：月经周期第24天。经前一周，下腹酸胀，夜寐欠佳，咳嗽，脉细弱。经前因感冒予健脾益气养阴之四君子汤加减，处方：白术

10g，茯苓10g，生党参12g，淮山药10g，砂仁5g（后下），黄芩10g，当归10g，丹参12g，鸡血藤10g，枸杞子10g，石斛10g。7付，日一付，水煎服

三诊（2013年9月23日）：月经周期第35天，经未行，现觉膝盖酸软，畏寒，耳鸣，夜尿多，干咳，舌淡红，苔薄白，脉细弦。查尿HCG（-）。丈夫精液：弱精。考虑经行感冒，予以疏散风热、和解少阳的小柴胡汤加减。方药：柴胡10g，黄芩10g，牛蒡子10g，连翘10g，苏子10g，川续断10g，当归10g，丹参12g，淮山药10g，川芎10g，鸡血藤10g。7付，日一付，水煎服。

四诊（2013年10月9日）：月经周期第11天。LMP：28/9，2天干净，周期40天，量偏少，经色暗红，无痛经，舌淡红，苔白腻，脉细弱。考虑经后期予以补肾健脾养血之当归芍药散加减，处方：何首乌20g，白芍20g，白术10g，茯苓10g，当归10g，丹参12g，山茱萸10g，枸杞子10g，菟丝子10g，石斛10g，丹参12g。12付，日一付，水煎服。

**按语**：患者反复出现经行发热感冒，属于中医的经行发热。陈师曰：经行发热多用小柴胡汤，病位在少阳胆经。经行发热病变主要在于六经的传变：从太阳经传变到少阳经；病源于在月经期，外邪直中少阳，而出现寒热往来、汗出、干呕、默默不欲饮食等症状。肝藏血，经期妊娠期以血为用，肝胆经弱，故外邪趁虚而入直中少阳。邪气的转归要经过太阳经，故要加入太阳经的用药，结合外邪的性质，如外邪为风热，则联合银翘散，或在小柴胡汤的基础上加上金银花、连翘等；若外邪为风寒，则联合荆防败毒散使用，或在小柴胡汤的基础上加上荆芥、薄荷、羌活等。在用药时还要注意经期的特点，注意活血：因经期易瘀，肝主藏血，外邪入少阳，外邪扰血，易于血结而成瘀血，故应加用活血化瘀的药物。故经行感冒，容易出现经行腹痛，如出现经行腹痛，加用活血化瘀的药物：丹参、香附、鸡血藤等。因此：经行发热的用药为小柴胡汤＋太阳经的药物＋如出现疼痛，加用活血药物。

经行发热的预防：由于外邪直中少阳，故少阳
经虚弱，应补益少阳，可通过养阴顾护卫表。少阳
胆经，胆为奇恒之府。从脏腑的性用而言，脏为
阴，腑为阳，二者皆有偏性，故五脏主藏精气而不
泻，六腑主传化物而不藏。一个藏而不泻，一个泻
而不藏。而唯独上述这个胆与众不同，它既具六腑
之性，即泻而不藏，同时又具五脏之性，即藏而不
泻。一腑而兼两性。方用生脉散＋千斤拔（有黄芪
的作用，补肾益气效果很好）＋白芍、石斛＋活血
药丹参＋柴胡。非经期：不能仅用小柴胡汤，因为
不能补其阴，应注意顾护少阳的阴液，尤宜用白
芍、石斛。胆和子宫均为奇恒之府，可藏可泻。因
此和月经有着密切的关系，胆经为少阳经，肝胆互
为表里，肝藏血，主疏泄，经期以血为用，肝血
虚，则少阳的阴液不足，外邪易于侵袭，故治疗要
益气养阴固表。方用生脉散＋玉屏风散＋养阴药白
芍、石斛＋活血化瘀药丹参＋小柴胡汤加减。

## 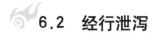 6.2 经行泄泻

### 【病例3】经行泄泻（脾虚型）

刘某，女，42岁，于2013年11月7日初诊。

**主诉**：经行大便溏泄半年。

**病史**：患者自诉自半年前开始出现经行期间大便溏薄，日行2～3次，脘腹胀痛，经后自止。月经规则，周期25～27天，经期3～5天，经量偏少，经色暗红，无痛经。末次月经10月25日。孕1产1。舌淡红，苔薄白，脉细。

**中医诊断**：经行泄泻。

**辨证**：脾虚证。

**治法**：健脾渗湿，理气调经。

**处方**：参苓白术散加减。

**方药**：生党参12g，白术10g，茯苓10g，甘草10g，薏苡仁20g，白芍10g，川楝子10g，鹿角霜10g，何首乌20g。7付，日一付，水煎服。

二诊（2013年11月14日）：月经周期第20天，现乳房胀痛，口干口苦，夜寐多梦，胃纳差，大便稀，

小便黄。舌淡，苔黄腻，脉细弦。考虑经前期，肝郁脾虚所致，故治疗加疏肝解郁清热的川楝子、苍术、黄柏、黄芩等。方药：白术10g，茯苓10g，生党参12g，甘草5g，川楝子10g，薏苡仁20g，苍术10g，黄柏10g，枸杞子10g，黄芩10g。7付，日一付，水煎服。

三诊（2013年11月22日）：月经周期第3天，末次月经11月20日，经量少。月经周期25天，大便溏稀，日行1次，用上药后脘腹胀痛已经缓解，眼睛干涩缓解，但仍多梦，纳差，乳房胀痛，舌淡红，苔黄腻，脉细弦。考虑经后期阴血不足，继续予以健脾利湿的基础上加补养肝阴之枸杞子、菊花等。方药：白术10g，茯苓10g，生党参10g，甘草10g，薏苡仁20g，苍术10g，黄柏10g，菊花10g，枸杞子10g，覆盆子10g，川续断10g。12付，日一付，水煎服。

四诊（2013年12月2日）：月经周期第12天，末次月经11月20日，服上方后夜梦减少，夜寐可，纳可，二便调。舌质稍红，苔薄白干，脉细弦。考虑脾阴不足有湿热，予以健脾渗湿，处方：薏苡仁20g，黄柏10g，玄参12g，甘草10g，沙参12g，白芍20g，淮山药10g，茯苓10g，石斛10g，川续断10g，丹参10g。15付，日一付，水煎服。

五诊（2013年12月20日）：月经周期第5天，末次月经12月16日，经量常，5天干净，已无经行腹泻、脘腹疼痛，舌淡红，苔薄白，脉细。继续予以健脾渗湿之参苓白术散加减治疗。处方：生党参12g，白术10g，茯苓10g，甘草10g，薏苡仁20g，陈皮6g，白芍20g，苍术10g，何首乌20g。7付，日一付，水煎服。在此基础上守方出入治疗3个月，患者已无经行泄泻，无胃脘胀痛。

**按语**：患者经行大便溏泄半年，经净自止，属于中医的经行泄泻，由于经行前后，血海由满盈而泄溢，气血由盛实而骤虚，子宫、冲任气血较平时变化急剧，由于经期冲任气血在肝的疏泄作用下由盛实转骤虚，素体脾虚，脾失健运，不能运化水湿，湿渗大肠，则大便泄泻、溏薄；脾虚气血生化不足，则经色淡红、质稀薄；舌淡，苔薄白，脉细均为脾虚的表现。故本病诊断为经行泄泻，辨证为脾虚型，治法健脾渗湿，理气调经，方选参苓白术散加减。方中生党参、白术、茯苓、甘草健脾益气，薏苡仁健脾化湿，白芍、川楝子、何首乌柔肝养阴清热，鹿角霜补益肝肾冲任。全方使得脾气健运，水精四布，自无泄泻之疾。

## 6.3 经行头痛

**【病例4】经行头痛（血虚夹湿证）**

吴某某，女，34岁，于2013年11月13日初诊。

**主诉**：经行头痛1年。

**病史**：患者自诉近1年来经行头痛，以右侧偏头痛为甚，伴有恶心呕吐，以经行1～2天为甚，经后缓解，平素月经周期37天，经期4～5天，经量偏少，经色暗，无痛经。纳差，经前乳房胀痛，舌淡红，苔白厚腻，脉弦。孕1产1。

**中医诊断**：经行头痛。

**辨证**：血虚夹湿证。

**治法**：养血柔肝祛湿。

**处方**：当归芍药散加减。

**方药**：当归10g，白芍20g，川芎10g，白术10g，茯苓10g，甘草10g，苍术10g，薏苡仁10g，香附10g。7付，日一付，水煎服。

二诊（2013年11月20日）：月经周期第21天，经前腰酸、乳房胀痛，纳可，二便调，舌淡红，苔白腻，脉弦。考虑患者经前乳胀与经行头痛为阴血不足所致，在上方的基础上加补肾养阴祛风之龟甲、钩藤。方药：当归10g，川芎10g，茯苓10g，柴胡10g，白术10g，苍术10g，薏苡仁20g，陈皮5g，钩藤10g，知母10g，山茱萸10g，龟甲10g。14付，日一付，水煎服。

三诊（2013年12月13日）：末次月经于12月3日经行，5天干净，周期33天，已无经行头痛，纳可，二便调，舌淡红，苔白腻，脉细弦。考虑经后期血海空虚，阴虚不足，治予补肾养阴，方选左归丸加减。方药：何首乌20g，山茱萸10g，当归10g，白芍12g，鹿角胶10g，钩藤10g，龟甲10g，白术10g，知母10g，甘草10g。7付，日一付，水煎服。

**按语：**患者因经行头痛1年就诊，属于中医的经行头痛。妇女在经期，冲任、气血、子宫变化比平时急骤，行经期子宫由藏而泻，由盈而虚的变化，使全身已经偏虚的阴血更加不足而致肝失所养。该患者素性忧郁，情志不舒，经时阴血下注冲任血海，肝血较平时更虚，肝失血养，肝郁益甚。阴血亏虚，血不荣养于脑，脑失所养，遂致头痛。肝郁乘脾犯胃，胃气上逆故恶心呕吐；脾失健运，不能运化水湿，故纳差，苔腻；阴血不足，肝失所养，则经前乳房胀痛。舌淡红，苔白厚腻，脉弦为血虚夹湿的表现。故本病诊断为经行头痛，辨证为血虚夹湿。治法：养血柔肝祛湿。方以当归芍药散加减，方中当归、川芎、白芍养血和血；茯苓、白术益气健脾；苍术、薏苡仁健脾渗湿利水；香附配川芎疏肝理气止痛；甘草调和诸药。结合周期治疗，经行前后，阴血不足，肝体阴而用阳，阴常不足，阴虚阳亢，在当归芍药散养血的基础上加养阴祛风的大补阴丸加减，经后予以补肾养阴之左归丸加减，诸药合用，共奏补养阴血、健脾利湿之功，气旺血足，自无行经头痛之疾。

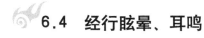

## 6.4 经行眩晕、耳鸣

**【病例5】经行眩晕、耳鸣（气阴两虚证）**

谢某，女，1972年，于2014年10月20日就诊。

**主诉：**反复经期耳鸣1年余。

**病史：**患者近1年反复出现眩晕、耳鸣，以经期明显，曾经在内科予以补气健脾等方药诊治未见明显好转，常觉胃脘不舒，倦怠乏力，夜汗多，以头项明显，大便不畅黏滞不爽，日行2～3次，小便正常，眠惊梦多。末次月经10月16日，经行3天，月经量少，周期30天，舌淡红，苔裂，脉细弦。

**中医诊断：**经行耳鸣。

**辨证：**气阴两虚。

**治法：**补肾填精，健脾益气。

**处方：**左归丸加减。

**方药：**龟甲10g，沙参10g，女贞子10g，山茱萸10g，钩藤10g，枸杞子10g，覆盆子10g，白芍20g，柴胡5g，何首乌10g，黄芪10g，砂仁5g。7付，日1付，水煎服。

2014年11月19日二诊：经治疗耳鸣基本消失，于11月11日经行，经行3天，量较前增多，有血块，自觉喉间有异物，夜寐较前改善，舌淡红，苔裂，脉细弦。治疗在上方基础加生党参10g，共15付，日1付，水煎服。

2015年5月7日三诊：上症复发，于4月16日经行，经行3天，经量少，色红，有血块，痛经，耳鸣已经2周，性欲淡漠，多梦，饭后胃脘胀闷，大便稀溏，舌淡红，苔裂，脉细弦。治疗在上方基础加升麻5g，共15付，日1付，水煎服。

2015年6月2日四诊：于5月14日经行，3天干净，经量少，色红，有血块，痛经缓解，腰酸明显，耳鸣较前明显缓解，多梦，饭后胃脘胀闷，大便稀溏，舌暗红，苔黄腻有裂纹，脉沉细弦。治疗在上方基础加黄柏10g、石斛10g，共15付，日1付，水煎服。

**按语**：该患者反复出现眩晕、耳鸣，经行期间加重，多由于肾通脑髓开窍于耳，肾精亏虚，不能充养清阳、脑髓、耳窍，故出现眩晕、耳鸣，经期阴血溢泻，精血同源，故肾精更亏，眩晕、耳鸣加重。患者夜汗多，眠惊梦多，多因阴虚内热引起。月经量少，苔裂均为肾阴不足的表现。而且患者胃脘不舒，倦怠乏力，大便不畅黏滞不爽，日行2～3次，舌淡红，源于脾虚失于健运，不能运化水谷精微，中气下陷，清阳不升，故出现胃脘不适、倦怠乏力、大便溏烂、眩晕、耳鸣等症状。该病病机为气阴两虚，病位在脾、肾，治则补肾填精，益气健脾升清。方药在补肾填精养血的龟甲、沙参、女贞子、山茱萸、枸杞子、覆盆子、白芍、何首乌等药物基础上，加上健脾益气升阳的钩藤、柴胡、黄芪等药物，加上砂仁，既可健脾益气，又可防补肾填精、养血滋补药物碍脾胃之运化。

## 7. 绝经前后诸证

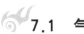 ## 7.1　气阴两虚证3例

### 【病例1】绝经前后诸证（气阴两虚证）

耿某某，48岁，已婚，职员，2012年11月15日初诊。停经2月余，多梦、疲乏、口干1月余。末次月经2012年9月16日，患者近一月来出现心烦不宁，失眠多梦，疲乏无力，口干欲饮，纳可，小便黄，大便偏硬，舌红，苔少，脉细数。

**中医诊断**：绝经前后诸证。

**辨证**：气阴两虚证。

**治法**：益气养阴。

**处方**：生脉散加减。

**方药**：太子参15g，枸杞子10g，女贞子10g，益母草30g，阿胶10g，甘草6g，淮山药30g，茯苓15g，百合15g，合欢皮10g，款冬花15g，首乌藤（夜交藤）25g。7付，水煎，内服。

12月3日二诊，停经2月余，末次月经2012年9月16日，至今经未行，易潮热汗出，情绪波动较大，夜寐不佳，但较前有所改善。性激素6项：FSH 78.48mIU/ml，LH 38.19mIU/ml，$E_2$ 6.79pg/ml，余项值在正常范围。舌红，苔薄，脉细弱。治当补肾安神，滋阴敛汗。处方：桑寄生20g，当归10g，太子参20g，浮小麦20g，枸杞子10g，甘草10g，合欢皮10g，白芍20g，钩藤10g，何首乌20g，山茱萸10g。15付，水煎，内服。

2012年12月21日三诊，自汗烘热、寐差等症状好转，各关节酸痛不适。舌质红，苔稍腻，脉细弱。应在原方基础上加强清热利湿之效。方选四妙散加减。处方：山茱萸10g，桑寄生20g，何首乌20g，白术10g，茯苓10g，太子参20g，麦冬10g，浮小麦20g，苍术10g，薏苡仁20g，黄柏10g。7付，水煎，内服。

2012年12月31日四诊，自汗、关节疼痛症状有所改善，舌质稍红，苔薄少，脉细弱。治法基本同前。处方：太子参12g，山茱萸10g，薏苡仁20g，苍术10g，鹿角霜10g，桑寄生20g，甘草10g，小麦10g，白术10g，茯苓10g，砂仁5g，何首乌20g。7付，水煎，内服。

2013年2月22日五诊，月经于2月10日来潮，量少，色偏暗，无明显经行腹痛。舌淡红，苔稍腻，脉沉细。经后以补为主，治以补肾养阴，补气健脾利湿为法。处方：太子参20g，麦冬10g，白芍20g，丹参12g，山茱萸10g，北黄芪20g，薏苡仁20g，当归10g，白术10g，茯苓10g，甘草10g。7付，水煎，内服。

2013年3月13日六诊，月经于3月6日来潮，量较多，有血块，今未净，伴有汗出、潮热等症状，舌红，苔稍腻，脉细弱。处方：太子参12g，麦冬10g，五味子5g，薏苡仁20g，黄柏10g，龟甲10g，知母10g，枸杞子10g，浮小麦20g，白术10g，茯苓10g，甘草10g。7付，水煎，内服。

2013年4月10日七诊，经未行，自觉腰酸背痛，夜卧不安，舌红，苔薄腻，脉细弱。处方：太子参20g，麦冬10g，五味子5g，白芍10g，丹参12g，知母10g，黄柏10g，甘草10g，香附10g，山茱萸10g，龟甲10g，合欢皮10g。7付，水煎，内服。

2013年4月19日八诊：月经于4月12日来潮，量稍少，色暗，5天干净。无明显潮热盗汗，夜寐尚可，腰酸背痛症状较前改善。舌淡红，苔薄，脉细滑。处方：龟甲10g，知母10g，薏苡仁20g，白芍20g，麦冬10g，黄柏10g，合欢皮10g，山茱萸20g，枸杞子10g，丹参12g，覆盆子10g，白术10g，茯苓10g。14付，水煎，内服。

2个月后随访，月经基本能按时来潮，无明显潮热汗出，夜间能安静入睡，情绪较平稳，能愉快地参加较多的社会活动。

## 【病例2】绝经前后诸证（气阴两虚证）

赖某，女，53岁，已婚，职员，2014年12月1日初诊。绝经1年，自觉烦躁半年余。末次月经时间约为今年年初，近半年来自觉烦躁易怒，偶有心慌，易出汗，夜梦多，入睡难，自觉口干，纳可，二便正常。舌红，苔薄少，脉细数。婚育史及既往史：孕1产1，2007年行宫颈锥切术。

**诊断**：绝经前后诸证。

**辨证**：气阴两虚证。

**治法**：益气养阴。

**处方**：生脉散加减。

**方药**：麦冬10g，太子参12g，五味子5g，甘草10g，黄芩10g，石斛10g，淮山药10g，白芍20g，墨旱莲10g，女贞子10g，款冬花10g。15付，水煎，内服。

2014年12月15日二诊，烦躁易怒、汗多症状较前改善，但睡眠质量仍较差。舌淡红，苔薄，脉沉细。处方：太子参15g，女贞子10g，益母草20g，甘草6g，淮山药20g，茯苓15g，百合15g，浮小麦20g，款冬花15g，合欢皮10g。15付，水煎，内服。

一个月后随访，患者诉烦躁、易发脾气等情绪明显改善，无明显自汗盗汗，夜晚能安静入睡。

## 【病例3】绝经前后诸证（气阴两虚证）

王某某，女，54岁，已婚，职员，2014年11月28日初诊。子宫切除术后2年，烦躁易怒伴汗出半年。患者诉近半年来自觉烦躁易怒，潮热汗出，心慌似堵物感，寐差，难入睡，易醒，小便偏黄，大便秘结，数日不行，时需开塞露通便缓解症状。舌淡红，苔少，脉细弱。2012年3月因多发性子宫肌瘤行全子宫切除术。该患者年已54岁，处于围绝经期，自诉症状符合更年期综合征，据舌脉象应属气阴两虚证，治以补气养阴，方选生脉散合一贯煎加减。

**中医诊断**：绝经前后诸证。

**辨证**：气阴两虚证。

**治法**：益气养阴。

**处方**：生脉散加减。

**方药**：太子参20g，麦冬10g，五味子5g，浮小麦20g，何首乌20g，川楝子10g，川续断10g，北黄芪20g，石斛10g，沙参10g。15付，水煎，内服。

## 7.2 阴虚夹湿证1例

### 【病例4】绝经前后诸证（阴虚夹湿证）

周某某，女，42岁，已婚，职员，2013年4月25日初诊。闭经9年，阴道灼热、白带黄半年。经闭9年，多次就医，效果不佳，近半年来自觉阴道内灼热、干涩，性交困难，带下色黄，量少，伴异味。潮热汗出，夜寐不佳，偶有耳鸣，纳一般，二便尚正常。婚后育有2孩。舌暗红，苔黄腻，脉弦数。

**中医诊断**：绝经前后诸证。

**辨证**：阴虚夹湿证。

**治法**：滋阴清热利湿。

**处方**：知柏地黄丸加减。

**方药**：知母10g，龟甲10g，黄柏10g，山茱萸10g，茯苓10g，牡丹皮10g，熟地黄20g，枸杞子10g，泽泻10g，薏苡仁20g，鬼箭羽10g，甘草10g，牡蛎20g，苦丁茶1包。12付，水煎，内服。

5月2日二诊，上症有所缓解，舌红，苔黄，脉细弦。方选丹栀逍遥散加减。处方：栀子10g，牡丹皮10g，黄柏10g，甘草10g，山茱萸10g，桑叶10g，柴胡10g，黄柏10g，龟甲10g，知母5g，熟地黄20g，麦冬10g。15付，水煎，内服。

5月22日三诊，阴道灼热不适症状改善，仍容易汗出，下腹偶有隐痛，大便偏烂。舌红，苔黄腻，脉细数。处方：太子参12g，麦冬10g，五味子5g，山茱萸10g，当归10g，丹参12g，沙参12g，柴胡10g，牡丹皮10g，栀子10g，泽泻10g，淮山药10g。15付，水煎，内服。

7月1日四诊，白带量多，伴阴痒，阴道灼热，腰酸痛。舌红，苔黄腻，脉濡数。查白带常规：清洁度Ⅱ，白细胞（++）。处方：白术10g，苍术10g，淮山药10g，天花粉10g，葛根10g，黄柏10g，石斛10g，三棱10g，川续断10g，薏苡仁20g，甘草5g。15付，水煎，内服。

8月9日五诊，白带正常，但仍觉腰酸痛，口干欲饮。舌红，苔薄腻，脉细弱。处方：知母10g，龟甲10g，黄柏10g，熟地黄10g，茯苓10g，柴胡5g，川楝子10g，太子参12g，麦冬10g，五味子5g，何首乌20g，川续断10g，鸡冠花10g。7付，水煎，内服。

12月13日六诊，停经待诊，阴道轻微灼热，白带不多，舌红，苔薄，脉细。治以大补阴丸滋阴清热。处方：龟甲10g，知母10g，黄柏10g，熟地黄20g，白术10g，当归10g，太子参12g，淮山药10g，甘草10g，川续断10g，山茱萸10g，枸杞子10g。15付，水煎，内服。

按以上辨证用方继续调理数次后患者阴道灼热、干涩症状明显好转，潮热汗出、夜寐差症状亦改善。

　　**按语：**七七任脉虚，太冲脉衰少，天癸竭。符合自然规律，多数妇女可顺利度过，但部分妇女因肾阴阳平衡失调而出现诸证。肾阴虚则出现潮热汗出、五心烦热、口干便结、尿少色黄等。肾阳虚则出现腰背冷痛、小便清长、夜尿频繁等。因肾阴阳失和常涉及心、肝、脾等其他脏腑，而出现相应脏腑症状，相对应予以宁心、养肝、益脾。查以上病例症以肾阴阳俱虚者为多见，故治疗以滋肾阴、补肾阳、调节阴阳平和为法。主选方药有大补阴丸、二至丸、六味地黄丸等。因该病与多个因素关联，如：体质因素、产育史、营养、社会环境、经济能力、心理因素等，故身心皆治，方能事半功倍。

# 二、妊娠病

## 1.胎动不安

### 1.1　脾虚型

【病例1】胎动不安（脾气虚）

覃某某，女，30岁。于2014年10月1日就诊。

**主诉：**停经43天，阴道流血半小时。

**病史：**患者自诉平素月经规律，周期30天，经行4～5天。末次月经日期：2014年8月19日。于9

月21日（停经32天）自测尿HCG阳性。9月24日：P25.6ng/ml，血HCG2321.88IU/L。今日17：30无明显诱因下出现阴道流血，量少，色红，无血块及肉样组织流出，下腹隐痛，腰酸，纳可，二便调。G2P0。B超：宫内见多囊样回声，大小1.3cm×1.4cm×0.5cm，未见胎芽，未见胎心。舌淡红，边有齿印，苔薄白，脉细弦。

**西医诊断**：先兆流产。

**中医诊断**：胎动不安。

**辨证**：脾肾气虚证。

**治法**：补肾健脾，益气安胎。

**处方**：寿胎丸合举元煎汤加减。

**方药**：菟丝子10g，枸杞子10g，桑寄生10g，白芍10g，阿胶（烊化）10g，川续断10g，生党参10g，白术10g，茯苓10g，北黄芪20g，甘草10g，杜仲10g。14付，日一付，水煎服。

二诊（2014年10月27日）：孕70天，经治疗无腹痛及阴道流血，时觉腰酸痛，纳可，二便调，舌淡红，苔薄白，边有齿印，脉细滑。B超：宫内早孕，见胎心。查血P：37ng/ml（21/10），28ng/ml（26/10）。继续守方治疗7天，患者已无腰酸，复查血P：42ng/ml。

**按语**：该患者妊娠早期出现阴道流血，时觉腰酸痛，属于中医胎动不安。肾虚冲任不固，胎失所系，故出现阴道流血；腰为肾府，肾虚则腰酸痛；舌淡红，苔薄白，脉细，为肾气虚之征。治法补肾健脾益气，固冲安胎。方用寿胎丸合举元煎汤加枸杞子、白芍、杜仲。方中寿胎丸补肾安胎；举元煎健脾益气；杜仲补肾强腰，白芍养血敛阴，安胎止痛；甘草调和诸药。全方使肾气盛，脾气健，气血充盛，气以系胎，血以养胎，胎元得长则胎安。

## 【病例2】胎动不安（脾气虚）

卢某，女，32岁，于2013年12月10日初诊。

**主诉**：人工授精第16天，腰酸5天。

**病史**：患者自述既往月经规则，周期28～30天，经期10天，经量少，不避孕不孕2年。查HSG：子宫未见异常，双侧输卵管通畅。性激素六项基本正常。B超监测有优势卵泡。丈夫精液分析正常，于2013年11月24日行人工授精，现已经第16天，近5天觉腰酸、下腹隐痛，无阴道流血，纳可，夜寐尚可，二便调。舌淡红，苔白微腻，脉细滑。孕0产0。查血：HCG 91.08mIU/ml，P 29.35ng/ml。

**西医诊断**：先兆流产。

**中医诊断**：胎动不安。

**辨证**：肾气虚。

**治法**：健脾益气，补肾安胎。

**处方**：四君子汤合寿胎丸加减。

**方药**：菟丝子10g，川续断10g，杜仲10g，白芍20g，甘草10g，白术10g，桑寄生10g，阿胶10g（烊化），砂仁5g，太子参12g。7付，日一付，水煎服。

二诊（2013年12月23日）：人授第23天，吃生冷之品后觉下腹痛，腰酸缓解，无腹泻，无阴道流血，纳可，夜寐尚可，二便调。人授第19天查血：HCG 835.76mIU/ml，P 37.42ng/ml。考虑腹痛为脾胃虚弱所致，在上方基础加健脾之茯苓10g，生党参12g。7付，日一付，水煎服。

三诊（2013年12月30日）：人授第30天，觉下腹胀痛，无腰酸，无阴道流血，纳可，夜寐尚可，二便调。舌淡红，苔白微腻，脉弦滑。复查（28/12）血：

HCG $1.7×10^4$mIU/ml，P123.6nmol/L。B超：子宫内可见一孕囊12mm×10mm，可见胚芽，未见胎心。患者下腹胀痛考虑为肝气乘脾所致，在补肾健脾安胎的基础少佐疏肝理气之品。处方：墨旱莲10g，女贞子10g，白芍20g，白术10g，茯苓10g，菟丝子10g，阿胶5g，淮山药10g，香附10g，桑寄生20g，川楝子10g，延胡索（元胡）10g。7付，日一付，水煎服。

四诊（2014年1月10日）：人授第40天，前天开始出现褐色阴道分泌物，下腹坠胀痛，腰酸，现仍觉得下腹隐痛，时觉腰酸，阴道排深黄色分泌物，纳可，夜寐尚可，二便调。舌淡红，苔白微腻，脉弦滑。昨天B超（9/1）：宫内早孕，活胎（相当于孕7周），见胚芽和胎心。HCG $6.58×10^4$mIU/ml，P 107.3nmol/L。考虑为肾虚不能系胎所致胎元不固，在补肾健脾安胎的基础加以益气养阴止血。处方：太子参20g，麦冬10g，甘草10g，枸杞子10g，菟丝子20g，淮山药10g，阿胶10g，墨旱莲10g，仙鹤草10g，桑寄生20g，黄芩10g。7付，日一付，水煎服。经治疗患者已经止血，无腹痛和腰酸，继续守方出入治疗1个月。

**按语**：患者妊娠期间出现腰酸、下腹隐痛，属于中医的胎动不安，因先天禀赋不足，肾气虚不能系胎，胎元不固故出现胎动不安；肾虚不能濡养外府则腰酸、腹痛下坠；舌淡红，苔白微腻，脉细滑为肾虚兼有脾虚的表现。本病属胎动不安，证属肾气虚型。治宜健脾益气，补肾安胎。方选寿胎丸合四君子汤加减，寿胎丸出自《医学衷中参西录》，具有补肾安胎功效，主治肾虚滑胎及妊娠下血，胎动不安，胎萎不长。方中菟丝子补肾益精，肾旺自能荫胎；桑寄生、川续断补肝肾，固冲任，使胎气强壮；阿胶滋养阴血，使冲任血旺，则胎气自固。四药相配，共奏补肾安胎之功。脾气虚者加用白术、茯苓、党参、砂仁补益脾气；有热者加二至丸养阴清热安胎；脉弦者出现下腹胀痛，考虑肝气不舒，肝胃不和，加疏肝理气之香附、川楝子等；因孕后阴血下聚养胎，阴虚血热，热迫血妄行则加养阴清热安胎之黄芩、仙鹤草以及生脉散益气养阴，使得肾气盛以系胎，脾气健以养胎，胎元得固。

## 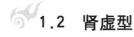 1.2 肾虚型

### 【病例3】胎动不安（肾虚型）

丁某，女，33岁，于2013年10月11日初诊。

**主诉**：停经76天，腰酸，阴道流血2天。

**病史**：患者自诉既往月经周期推后至40～45天，末次月经7月25日，月经5天净，量中，色红，周期40天。于20/8阴道少量流血，2天干净。于16/9自测尿HCG：弱阳性。于29/9在外院查血：$\beta$-HCG10563mIU/ml，P 19nmol/ml。遂予黄体酮治疗，昨查血：HCG 42300mIU/ml，P 16.63nmol/L。于10月9日行B超：宫内早孕，妊娠囊20mm×24mm×10mm，未见胎芽心管搏动。现觉腰酸，下腹隐痛，无阴道流血，夜寐欠佳，舌红，苔黄，脉细滑。G2P0，分别于2006年、2007年左侧输卵管妊娠行开腹、腹腔镜保守性手术。

**西医诊断**：先兆流产。

**中医诊断**：胎动不安。

**辨证**：肾虚证。

**治法**：补肾益气安胎。

**处方**：寿胎丸加减。

**方药**：太子参20g，甘草10g，白芍20g，熟地黄10g，白术10g，川续断10g，菟丝子10g，桑寄生15g，阿胶（烊）10g。7付，日一付，水煎服。

二诊（2013年10月18日）：经治疗后患者无腹痛以及阴道流血，口干，纳可，小便调。复查B超：宫内早孕，见胎心（相当于9W）。血：HCG＞$8×10^4$ mIU/ml，P16.66nmol/L。目前在用地屈孕酮及肌注黄体酮。舌质稍红，苔薄黄，脉细滑。考虑口干为脾虚有热所致，治疗在补肾的基础上加养阴清热安胎之品，处方继续在上方基础加石斛10g、黄芩10g、麦冬10g。7付，日一付，水煎服。

三诊（2013年10月25日）：孕$10W^+$，觉口淡、腹胀，夜寐可，胃纳可，脉细滑。舌红，苔黄，脉细滑。考虑为脾虚有热所致，继续予以寿胎丸加减补肾健脾，清热养阴安胎，处方在上方基础去太子参、熟地黄、麦冬，加茯苓10g。7付，日一付，水煎服。

四诊（2013年11月4日）：孕$10W^{+6}$，恶心欲吐，纳少，无腹痛流血，口干，夜寐可，二便调，舌红，苔黄干，脉细滑。B超：早孕合并子宫肌瘤

（10mm×9mm），见胎心（相当于11W）。考虑恶心欲吐、纳少为脾虚胃失和降所致，治疗在补肾的寿胎丸基础上加健脾陈皮竹茹汤加减。处方：白术10g，茯苓10g，生党参12g，桑寄生20g，白芍10g，黄芩10g，川续断10g，菟丝子10g，石斛10g，沙参12g，竹茹5g。7付，日一付，水煎服。

五诊（2013年11月11日）：孕11W，无不适，夜寐可，胃纳可，脉细滑。舌红，苔黄，脉细滑。考虑病情稳定，处方在上方基础去竹茹加阿胶10g（烊化）。7付，日一付，水煎服。

> **按语**：患者孕后出现腰酸、阴道反复流血，属于中医的胎动不安。患者因先天禀赋不足，肾气亏虚，血海不能按时满溢故月经后期；肾虚不能濡养外府则腰酸；舌淡红，苔薄白，脉弦为肾精亏虚的表现。本病属滑胎，证属肾精亏虚。肾虚不能系胎，胎元不固，故出现胎动不安，予以补肾益气安胎，佐以健脾，方选寿胎丸加减。方中熟地黄、菟丝子、枸杞子补肾益精，肾旺自能萌胎；桑寄生、

川续断补肝肾，固冲任，使胎气强壮；阿胶、白芍滋养阴血，使冲任血旺，则胎气自固。白术、茯苓、太子参健脾益气，以后天养先天，生化气血以化精，先后天同补，加强安胎之功。全方使肾精盛、脾气旺、胎元固。孕后结合患者情况进行辨证加减，患者出现口干，舌质稍红，苔薄黄而干，考虑脾虚有热所致，治疗在补肾的基础上加养阴清热安胎之石斛、黄芩、麦冬；出现恶心欲吐、口淡考虑为脾虚胃失和降，在补肾安胎的寿胎丸基础上予陈皮竹茹汤加减以健脾和胃，滋阴清热。

## 1.3　胎动不安（血热型）

### 【病例4】胎动不安（血热型）

陆某，女，31岁，于2015年1月7日初诊。

**主诉**：辅助生育技术助孕53天，阴道反复流血10天。

**病史**：患者自诉末次月经11月15日，月经6天净，量中，色红。于2014年12月4日行辅助生育技术行胚胎移植，移植2个鲜胚，现余2个冻胚。于2014年12月18日胚胎移植第14天查血HCG大于1000U/L。于12月29日开始出现阴道流血，量中，色暗红，无腹痛，无腰酸，经治疗后于2015年1月3日血止。12月30日B超示：宫内妊娠，早孕双活胎，宫腔妊娠囊旁液性暗区（5.3cm×3.2cm），考虑胎膜下出血可能，双侧卵巢内无回声，考虑卵巢囊肿可能。于1月5日B超示：宫内早孕，双胎，胚胎存活（按孕囊估计相当于$6W^{+4}$，$7W^{+3}$），宫腔内液性暗区（4.5mm×4.5mm），双侧卵巢内液性暗区（黄体囊肿？）。现觉得下腹坠胀，阴道少量出血，色暗红，纳差，睡眠可，大便正常，小便频。舌红，苔黄腻，脉细滑。

**西医诊断**：先兆流产。

**中医诊断**：胎动不安。

**辨证**：血热证。

**治法**：补肾益气，清热养血安胎。

**处方**：当归芍药散合保阴煎加减。

**方药**：黄芩10g，白术10g，白芍10g，当归身10g，甘草10g，桑叶10g，仙鹤草10g，太子参10g，麦冬

10g，五味子5g，墨旱莲10g，阿胶（烊）10g。7付，日一付，水煎服。

二诊（2015年1月15日）：经治疗后患者已无出血、无腹痛，胃脘胀闷，大便溏烂，纳可，小便调。舌质稍红，苔薄黄，脉细滑。复查B超提示：宫内早孕，双胎，宫腔内液性暗区（2cm×2cm）。继续在此基础加砂仁5g（后下）治疗7天。复查B超示：宫内早孕，双胎，宫腔内液性暗区已经消失。

三诊（2015年1月21日）：无腹痛以及阴道流血，胃脘胀闷，恶心欲吐，口淡，口干，舌淡红，苔薄白，脉细滑。考虑热已清，现为脾胃虚弱引起的胃气上逆，予以寿胎丸合四君子汤加减补肾健脾益气安胎。处方：党参10g，白术10g，茯苓10g，甘草3g，黄芩10g，续断10g，桑寄生10g，菟丝子10g，葛根10g，陈皮6g，墨旱莲10g，当归10g。15付，日一付，水煎服。经治疗复查B超：宫内早孕，见胎心，液性暗区已经消失。现已经分娩1孩。

**按语**：患者孕后出现腹痛、阴道反复流血，属于中医的胎动不安。该患者不孕症为痼疾，久病多虚多瘀，虚者多肾气亏虚，瘀者瘀血阻滞，加上行辅助生育技术助孕，湿热之邪趁虚侵袭胞宫冲任，损伤气血容易导致瘀血阻滞，故孕后肾虚不能系胎，瘀血阻滞，血不归经，不能濡养胎元，热迫血妄行，导致胎元不固。舌红苔黄、阴道出血为鲜红色均为热的表现。故该患者诊断为胎动不安，辨证为血热型，治法益气养阴，清热安胎；方选当归芍药散合保阴煎加减，方中白术、当归身、白芍补血养血安胎，使胚胎得气血滋养，太子参、麦冬、五味子益气养阴，收敛固摄，使胎有所系，墨旱莲、阿胶滋阴养血安胎，黄芩、仙鹤草、桑叶清热凉血，补中有清，以防热伤冲任，损伤胎气，甘草调和诸药。全方共奏补肾益气养血之功，肾气盛，气血充实，胎有所养，又凉血安胎，故胎乃安。

**【病例5】胎动不安（阴虚血热型）**

陈某某，女，32岁，于2014年1月10日就诊。

**主诉**：移植后1个月，下腹牵扯痛，阴道出血5天。

**病史**：患者未避孕未孕3年，月经规则，周期推后37～40天，经量偏少，经期3天干净，经色暗淡，无痛经。末次月经11月20日。丈夫输精管堵塞行辅助生育技术助孕3次均失败，分别在2012年7月与11月、2013年7月，其中不着床2次。于2013年12月11日行辅助生育助孕技术，移植胚胎，现移植后1个月，于5天前开始出现下腹牵扯痛，阴道出血量多，色鲜红，遂到区生殖中心就诊。B超提示：宫内双胎妊娠（1m⁺，双绒双羊双胎），见胚芽及胎心。予以黄体酮40mg肌注，以及安络血治疗血止，昨晚开始又出现阴道少量出血，色鲜红，觉下腹隐痛，余无不适。舌质稍红，苔白，脉细滑。

**西医诊断**：早期先兆流产。

**中医诊断**：胎动不安。

**辨证**：阴虚血热型。

**治法**：补肾安胎，养阴清热。

**处方**：保阴煎加减。

**方药**：菟丝子20g，川续断10g，杜仲10g，甘草10g，白术10g，茯苓10g，黄芩10g，桑寄生20g，仙鹤草10g，桑叶10g，墨旱莲10g。7付，日一付，水煎服。

二诊（2014年1月17日）：经治疗后患者已无腹痛和阴道流血，纳可，二便调。舌淡红，苔薄白，脉细滑。继续予以补肾益气养阴安胎的寿胎丸合生脉散加减治疗。处方：菟丝子20g，川续断10g，桑寄生20g，阿胶10g（烊化），太子参10g，麦冬10g，五味子5g，甘草10g，白芍20g。14付，日一付，水煎服。经治疗，患者已经分娩双胎。

按语：患者移植后出现腰酸、下腹隐痛、阴道流血，属于中医的胎动不安，根据患者阴道流血色鲜红，量较多，舌红，考虑为肾阴不足，阴虚内热所致，故予以补肾养阴清热的保阴煎加减治疗。方中菟丝子、川续断、桑寄生、杜仲补肾安胎；白术、茯苓健脾以资气血生化之源以养胎；黄芩、仙鹤草、桑叶、墨旱莲养阴清热止血安胎；甘草调和诸药，使得肾气盛，脾气健，虚热清则胎安。

## 1.4 胎动不安（湿热型）

### 【病例6】胎动不安（阴虚血热型）

朱某某，女，29岁，于2014年11月4日初诊。

**主诉**：孕11周，阴道反复流血30天。

**病史**：患者自诉既往月经规则，周期30天。末次月经8月15日，月经6天净，量中，色红。停经40天开始出现阴道流血，量少，色鲜红，下腹隐痛，在当地医院保胎治疗12天血止出院，但7天前又开始反复出血至今，现觉得下腹坠胀，阴道少量出血，色暗红，纳差，睡眠可，大便正常，小便频。舌红，苔黄腻，脉细滑。B超示：宫内妊娠，早孕单活胎。血：HCG 195665.9mIU/ml，P 64.38nmol/ml。孕1产0，去年7月孕60天胚胎停育行清宫术。

**西医诊断**：先兆流产。

**中医诊断**：胎动不安。

**辨证**：湿热证。

**治法**：补肾益气，清热养血安胎。

**处方**：寿胎丸合二至丸加减。

**方药**：墨旱莲10g，甘草10g，白芍20g，茯苓10g，桑叶10g，砂仁5g，川续断10g，杜仲10g，桑寄生15g，阿胶化10g(烊化)，仙鹤草10g。3付，日一付，水煎服。

二诊（2014年11月6日）：经治疗后患者阴道流液，色黄，下腹胀痛，时有咖啡色分泌物，腹痛，胃脘胀闷，大便溏烂，纳可，小便调。舌质稍红，苔薄黄，脉细滑。处方：苍术10g，黄柏10g，陈皮10g，川楝子5g，延胡索（玄胡）10g，茯苓10g，甘草10g，桑寄生20g，川续断10g，菟丝子20g。7付，日一付，水煎服。

三诊（2014年11月13日）：孕12W$^{+4}$，白带多，呈水样，左附件已胀痛，无咖啡色分泌物，舌红，苔黄腻，脉细滑。考虑血已经止，带下较多，为湿热所致，故治病与安胎并举，予以寿胎丸合三妙散加减补肾健脾，清热祛湿安胎。处方：白芍20g，茯苓10g，甘草10g，黄柏10g，苍术10g，芡实10g，陈皮6g，黄芩10g，柴胡5g，桑寄生10g，桑叶10g，川续断10g。7付，日一付，水煎服。

**按语**：患者孕后出现腹痛、阴道反复流血，属于中医的胎动不安。舌红、苔黄、阴道出血为鲜红色均为热的表现。热伏冲任，冲任不固，血海不宁，故时有咖啡色分泌物，下腹胀痛。湿热蕴积于下，损伤冲、任二脉，故带下量多。故该患者诊断为胎动不安，辨证为湿热型，治法益气养阴，清热安胎；方选寿胎丸合二至丸加减，方中墨旱莲、仙鹤草补肝肾，收敛止血；白芍养血止痛敛阴。茯苓、砂仁健脾化湿，理气安胎；川续断、杜仲、桑寄生、阿胶（烊化）补肝肾、祛湿固胎；桑叶清热安胎。陈师曰：孕后阴道少量流血，下腹隐痛属于中医的胎动不安，治疗治病与安胎并举，该患者为湿热所引起的胎动不安，治之以二妙或三妙，因有报道薏苡仁伤胎或致畸，用芡实代之。11月6日加陈皮、川楝子、延胡索（玄胡）、茯苓理气健脾，燥湿止痛。寿胎丸安胎去阿胶。11月13日治疗予二妙、三妙，加祛风行湿药（柴胡、桑叶），湿从风去；加健脾行气之品——白芍，茯苓，陈皮；安胎：寿胎丸去阿胶。全方共奏补肾益气养血之功，肾气盛，气血充实，胎有所养，又凉血安胎，故胎乃安。

## 2. 滑胎

### 2.1 肝郁肾虚

【病例1】滑胎（肝郁肾虚）—孕前补肾（左归丸）—孕后补肾安胎

吴某某，女，30岁，于2013年8月30日初诊。

**主诉**：连续自然流产2次。

**病史**：患者自诉有2次自然流产史，分别于2012年1月、9月孕6W、孕8W出现胚胎停育行清宫术。月经规则，周期30天，7天干净，经量中等，经色鲜红，无痛经。末次月经8月10日。现觉得乳房胀痛，时有腰酸，纳可，二便调。孕2产0，患者丈夫弱精，患者封闭抗体阴性，在治疗中。舌淡红，苔薄白，脉弦。

**西医诊断**：复发性流产。

**中医诊断**：滑胎。

**辨证**：肝郁肾虚型。

**治法**：滋养肝肾，补益气血。

**处方**：定经汤加减。

**方药**：当归10g，白芍20g，柴胡10g，白术10g，茯苓10g，甘草10g，山茱萸10g，川续断10g，枸杞子10g，菟丝子10g，麦冬10g。15付，日一付，水煎服。

二诊（2013年10月14日）：月经周期第9天。末次月经10月5日，7天干净，量中，有血块，无痛经，纳差，周期29天。舌淡红，苔薄白，脉弦。考虑经后期，血海空虚，予以补肾填精之左归丸加减。方药：当归10g，白芍20g，甘草10g，川续断10g，杜仲10g，鹿角胶10g（烊化），紫河车10g，白术10g，茯苓10g，枸杞子10g，菟丝子10g。15付，日一付，水煎服。

三诊（2013年11月4日）：月经周期第29天，自11月1日开始阴道有少量咖啡色分泌物，自觉左下腹胀，纳差。于11月3日查血：HCG 204mIU/ml，P 99.92nmol/L。舌淡红，苔薄白，脉细滑。考虑胎动不安为肾虚所致，而且患者有两次自然流产史，予补肾健脾，清热安胎法，方选寿胎丸加减。方药：菟丝子20g，川续断10g，桑寄生20g，阿胶10g（烊化），白术10g，茯苓10g，墨旱莲10g，甘草10g，桑叶10g，仙鹤草10g，黄芩10g。7付，日一付，水煎服。

四诊（2013年11月8日）：经治疗患者已无腹痛、阴道流血，纳差，舌淡红，苔薄白，脉细滑。查血：HCG1275IU/L，P18ng/ml。考虑患者已无阴道出血，将上方去掉止血的仙鹤草、桑叶，加白芍20g以补养阴血安胎。7付，日一付，水煎服。

五诊（2013年11月18日）：孕43天，口淡口苦，恶心，食后易腹胀，易饥饿，不喜油腻，晨起为甚，偶腰酸，无腹痛，无阴道流血，舌淡红，苔薄白，脉细滑。于16/11（孕41天）查B超：子宫内膜厚1.4mm，宫腔见一液暗区（大小1.7cm×0.5cm×1.8cm），子宫小肌瘤。血：HCG31468IU/L，P111.6nmol/L。考虑脾失健运，胃气上逆引起的妊娠恶阻，予以补肾健脾安胎之寿胎丸合四君子汤加减，方药：菟丝子20g，川续断10g，桑寄生20g，阿胶10g（烊化），杜仲10g，砂仁5g（后下），白术10g，茯苓10g，太子参12g，甘草

10g。14付，日一付，水煎服。

六诊（2013年12月2日）：孕8W$^+$，觉得口干口苦，余无不适，舌淡红，苔薄白，脉细滑。于30/11查血：HCG173645IU/L，P73.32nmol/L。B超：宫内早孕，见心管搏动。继续守上方治疗1月余，患者定期产检，现已分娩1孩。

**按语：**患者连续两次出现自然流产，相当于中医的滑胎。患者因先天禀赋不足，肾气亏虚，肾虚不能系胎，胎元不固故出现屡孕屡堕；肾精亏虚，水不涵木，肝气郁结，乳房为肝经之所过，故乳房胀痛；肾虚不能濡养外府则腰酸；舌淡红，苔薄白，脉弦为肾精亏虚的表现。本病属滑胎，证属肝郁肾精亏虚。治疗予以左归丸、定经汤加减以滋养肝肾，补益气血。方中当归、白芍补血养营调经，白术、茯苓健脾益气，以资气血生化之源，使气生血长；鹿角胶、紫河车、枸杞子、菟丝子补肾养阴，填精补髓；川续断、杜仲补肾强腰；甘草调和诸药。诸药配合，共奏补肾健脾填精之效；并结合月经周期，经前期合逍遥散疏肝健脾理气，使得肾气盛、脾气健、冲任气血通盛，精血调固有子。孕后因肾气虚不能系胎，胎元不固，故出现胎动不安，予以补肾益气安胎，佐以健脾，方选寿胎丸合四君子汤加减。治以补肾健脾，益气安胎，方中菟丝子补肾益精，肾旺自能萌胎；杜仲、桑寄生、川续断补肝肾，固冲任，使胎气强壮；阿胶滋养阴血，使冲任血旺，则胎气自固；白术、茯苓、太子参、砂仁健脾益气，以后天养先天，生化气血以化精，先后天同补，加强安胎之功；甘草调和诸药。全方使肾精盛、脾气旺、胎元固，则胎安。

## 2.2 肾虚

### 【病例2】滑胎（肾虚）

岑某，女，36岁，于2014年6月18日初诊。

**主诉**：自然流产3次。

**病史**：患者自述自然流产3次，分别于2013年3月孕40余天自然流产，2013年6月孕50余天自然流产，2014年4月孕70天胚胎停育行清宫术。平素月经规则，13岁初潮，周期28天，5～7天即净。末次月经6月7日，7天干净，量中，无痛经，色暗红，孕3产0，有"病毒性心肌炎"病史。舌淡红，苔薄白，脉沉细。

**西医诊断**：复发性流产。

**中医诊断**：滑胎。

**辨证**：肾气亏损证。

**治法**：补肾养血，固冲安胎。

**处方**：当归芍药散合寿胎丸加减。

**方药**：当归10g，白芍10g，甘草10g，川芎10g，何首乌10g，川续断10g，桑寄生10g，鹿角胶（烊化）10g，紫河车10g，白术10g。7付，日一付，水煎服。

二诊（2014年6月23日）：月经周期第17天，无不适，舌淡红，苔薄白，脉沉细。查AsAb、EmAb、优生四项、抗核抗体、甲功五项、凝血功能均未见异常。B超示：Em 0.6mm，子宫肌瘤1.2mm×0.8mm。其丈夫精液分析正常。患者屡孕屡堕，肾气亏损，冲任不固，胎失所系；多产劳倦，耗伤气血，冲任失养，血虚不能养胎，治以补肾养血，固冲安胎，处方当归芍药散合寿胎丸加减。方药：当归10g，白芍10g，甘草10g，川续断10g，淮山药10g，鹿角胶（烊）10g，紫河车10g，白术10g，桑寄生10g，菟丝子20g。15付，日一付，水煎服。

三诊（2014年7月11日）：患者末次月经7月6日，周期29天，经行5天干净，量中，有少量血块，余无特殊不适。患者月经结束，血海空虚，予当归芍药散合寿胎丸加减补肾养血，固冲调经，在上方基础上加山茱萸10g、白芍10g。15付，日一付，水煎服。

四诊（2014年7月30日）：月经周期第24天，时觉左下腹隐痛。查双方染色体正常。性激素：FSH 8.58mIU/L，LH 4.27mIU/L，PRL 289.09ng/ml，余正常。考虑患者经前期，继续治以补肾养血，固冲安胎，予当归芍药散合寿胎丸加减。方药：当归10g，白芍10g，覆盆子10g，茯苓10g，菟丝子10g，枸杞子10g，川续断10g，杜仲10g，鹿角胶（烊化）10g，紫河车10g，白术10g，山茱萸10g。12付，日一付，水煎服。

五诊（2014年8月28日）：末次月经8月1日，周期27天，经行6天净，余无不适。舌暗红，边有齿印，脉沉细。考虑经将至，予以补肾养血，方用当归芍药散合寿胎丸、生脉散加减。方药：山茱萸10g，桑寄生10g，川续断10g，白芍10g，川芎10g，当归10g，覆盆子10g，枸杞子10g，菟丝子10g，女贞子10g，太子参10g，五味子5g，麦冬10g。12付，日一付，水煎服。在此基础守方出入治疗5个月备孕。

六诊（2014年12月26日）：月经周期第10天，患者末次月经12月16日，周期29天，经行4天干净，量中，色红，无痛经，无血块。纳可，寐欠佳，梦多，大便溏，每日2次，小便正常。舌淡红，苔薄白，脉沉细。方选四君子汤合寿胎丸加减，方药：山茱萸10g，白芍10g，茯苓10g，白术10g，甘草10g，鹿角胶（烊）10g，淮山药10g，北黄芪20g，党参10g，菟丝子10g，川续断10g。15付，日一付，水煎服。

七诊（2015年1月8日）：月经周期第22天，下腹部隐痛，余无不适。纳寐可，二便调。患者月经将行，予补肾养血安胎之寿胎丸合四物汤加减。方药：北黄芪20g，桑寄生10g，白芍10g，当归10g，熟地黄10g，山茱萸10g，川续断10g，菟丝子10g，鹿角胶（烊）10g，丹参10g。10付，日一付，水煎服。

八诊（2015年1月21日）：月经周期第9天。患者末次月经1月12日，周期26天，经行7天干净，量极少，色暗红。现觉左下腹部隐痛，纳寐可，大便溏，每日1次，小便正常。患者经行量少，提示阴血亏虚，现月经干净，阴血更虚，无以滋养胞宫，不荣则痛，故下腹隐痛，治以补肾养血，方选当归芍药散合保阴煎加减。方药：淮山药10g，茯苓10g，桑寄生10g，黄柏10g，枸杞子10g，黄芩10g，川芎10g，白芍10g，当归10g，川续断10g。15付，日一付，水煎服。

九诊（2015年2月2日）：月经周期第20天，患者自觉下腹隐痛，咽痛。考虑患者在备孕，排卵后予补肾养血，固冲安胎，方用寿胎丸加减。方药：当归10g，白芍20g，菟丝子10g，枸杞子10g，北黄芪20g，五味子10g，川续断10g，阿胶（烊化）10g，桑寄生10g，甘草10g。7付，日一付，水煎服。

十诊（2015年2月12日）：停经31天经未行，现偶有腹痛，口干，大便溏，纳寐可。尿HCG：阳性。舌暗红，苔薄白，脉细滑。考虑患者孕后予以寿胎丸加减补肾安胎，方药：白术10g，茯苓10g，白芍10g，当归身10g，黄芩10g，桑寄生20g，川续断10g，阿胶（烊化）10g，桑叶10g，墨旱莲10g。10付，日一付，水煎服。

十一诊（2015年2月27日）：孕45天，大腹隐痛，大便溏薄，日行2～3次，舌暗红，苔薄白，脉细滑。B超提示：宫内早孕，见胚芽、胎心，子宫小肌瘤。患者摄精成孕，考虑多次滑胎气血损伤，阴血不足，予补肾养血，固冲安胎，方用寿胎丸合生脉散加减。方药：菟丝子10g，川续断10g，桑寄生20g，白芍20g，当归身5g，太子参10g，五味子10g，茯苓10g，阿胶（烊化）10g，甘草10g。7付，日一付，水煎服。在此基础守方出入治疗至孕3月，病情稳定，立产卡定期产检。

**按语**：患者流产3次，屡孕屡堕，考虑其先天禀赋不足，肾气未充，致胎不成实，故诊断为：滑胎。辨证为肾气亏损证。患者肾气亏虚，冲任不固，胎无所系，故屡孕屡堕。孕前予以补肾养血，固冲安胎，方选当归芍药散合寿胎丸加减，方中当归、川芎补血活血，白芍敛肝和营，白术健脾益气安胎以健气血生化之源，桑寄生、川续断、鹿角胶、紫河车、何首乌补肾填精,固冲安胎,甘草调和诸药。全方补肾养血,固冲安胎,肾气充实,冲任得固,胎有所养,胎有所系,故能有子。孕后根据中医治未病原则,未病先防,孕后又恐患者屡孕屡堕,在补肾养血的基础上故酌加生脉散,以益气养阴,固肾安胎,使得肾气盛,冲任气血充盛,则胎安。

## 2.3 肾虚血瘀证

### 【病例3】滑胎(肾虚血瘀)

郭某某,女,35岁,于2012年11月22日初诊。

**主诉:**反复自然流产4次。

**病史:**患者自述于2006年药流1次,2007年右侧输卵管妊娠行腹腔镜保守性手术治疗,盆腔炎治疗半年,于2008年开始有生育要求未孕,2011年1月因"右输卵管不通,子宫内膜异位症,子宫肌瘤,盆腔慢性炎症"在腹腔镜下行子宫肌瘤剔除术和盆腔粘连松解术，术后半年至今已经出现4次自然流产，分别于2011年6月、9月、12月以及2012年8月，均于孕40～50天"生化"。既往月经规则，周期26～30天，经期4～7天，末次月经11月20日，经量中等，有血块，经行下腹隐痛，腰酸，纳可，二便调，舌淡暗，苔薄白，脉沉细。B超提示：子宫小肌瘤。

**西医诊断**：复发性流产。

**中医诊断**：滑胎。

**辨证**：肾虚血瘀证。

**治法**：补肾健脾，养血固冲。

**处方**：补肾固冲汤加减。

**方药**：何首乌20g，枸杞子20g，菟丝子20g，覆盆子10g，巴戟天10g，茯苓10g，当归10g，白芍20g，鹿角胶10g（烊化），山茱萸10g，麦冬10g，太子参12g。12付，日一付，水煎服。

二诊（2012年12月7日）：月经周期第17天，无不适，舌淡暗，苔薄白，脉沉细。因舌淡暗，考虑肾阳不足而且有瘀血，治予补肾健脾壮阳，加以养血活血。方药：淫羊藿（仙灵脾）10g，仙茅10g，菟丝子10g，白芍20g，当归10g，香附10g，甘草5g，川续断10g，白术10g，桑寄生20g，丹参12g。15付，日一付，水煎服。

三诊（2013年1月13日）：月经周期第15天。末次月经12月28日，周期39天，经行5天干净，量中，有少量血块，余无特殊不适，舌淡暗，苔薄白，脉沉细。考虑排卵期，予当归芍药散合寿胎丸加减补肾养血，固冲调经。处方：黄芪20g，太子参12g，白术10g，茯苓10g，甘草10g，菟丝子20g，川续断10g，桑寄生20g，当归10g，香附10g，覆盆子10g，川芎5g。12付，日一付，水煎服。

四诊（2013年3月11日）：停经37天。末次月经2月4日，无不适，尿HCG：阴性。舌淡暗，苔薄白，脉细滑。考虑患者备孕中，予当归芍药散合寿胎丸加减补肾养血，固冲安胎。方药：菟丝子20g，巴戟天10g，甘草10g，川续断10g，桑寄生10g，阿胶（烊化）10g，当归10g，白芍20g，白术10g。7付，日一付，水煎服。

五诊（2013年3月18日）：停经44天。末次月经2月4日，周期39天，无不适。尿HCG：阳性。舌淡暗，苔薄白，脉细滑。患者摄精成孕，考虑多次滑胎气血损伤，阴血不足，予补肾养血，固冲安胎，方用寿胎丸合生脉散加减。方药予以人参10g，开水焗服，日一付。中药内服：菟丝子10g，川续断10g，桑寄生20g，阿胶（烊化）10g，白芍20g，太子参10g，党参12g，白术10g，茯苓10g，墨旱莲10g，甘草10g。14付，日一付，水煎服。

六诊（2013年4月1日）：停经58天，觉体倦乏力，无腹痛以及阴道流血，舌淡暗，苔薄白，脉细滑。 血：HCG14347IU/L，P69nmol/ml。B超：孕囊21mm×16mm×16mm，有胚芽和胎心。考虑患者妊娠合并子宫肌瘤，舌淡暗为脾肾两虚，夹有瘀血，予补肾健脾，养血安胎。方用寿胎丸合当归芍药散加减。方药：菟丝子20g，川续断10g，桑寄生20g，阿胶（烊化）10g，白芍20g，当归身5g，党参12g，白术10g，茯苓10g，泽泻10g，甘草10g。在此基础上守方加减治疗2个月，患者孕13周立产卡定期产检，于2013年11月17日顺产1男婴。

**按语**：患者胚胎停育4次，属于中医的滑胎。

师曰：患者舌淡，苔薄，脉沉细为肾气不足之征。舌暗说明患者有瘀血，具体表现在患者多次手术损伤气血，而且有子宫内膜异位症、子宫肌瘤等癥瘕之征。手术损伤肾气，肾气亏虚，肾虚封藏不固，冲任不固，胎失系载，故屡孕屡堕；腰为肾府，肾主骨生髓，肾虚则腰酸腿软；髓海不足，则头晕耳鸣，面色晦暗。故本病诊断为：滑胎。辨证为肾虚血瘀型，治则在补肾健脾壮阳的基础上予以活血化瘀，孕前予以左归丸加减，方中何首乌、山茱萸、枸杞子滋肾而益精血，当归、白芍养血调经，太子参、麦冬益气养阴，白术、茯苓健脾益气以资后天生化之源，菟丝子、巴戟天、覆盆子补肾壮阳，加鹿角胶等血肉之品填精养血，大补奇经。全方共奏滋肾养血调经之效，并结合月经周期进行治疗，经后期予以补肾养阴。排卵后补肾健脾活血，加丹参、川芎、香附等活血养血之品，使得精血充足，冲任得滋，自能受孕。孕后根据中医治未病原则，未病先防，孕后又恐患者屡孕屡堕，予以补肾

健脾，固冲安胎的寿胎丸合当归芍药散加减，方中
菟丝子、川续断、巴戟天、桑寄生补肾益精，固冲
安胎；当归、白芍、阿胶滋肾填精养血而安胎；党
参、白术、茯苓健脾益气以资生化之源；泽泻健脾
祛湿；甘草调和诸药。全方合用，使肾气健旺，胎
有所系，载养正常，则自无堕胎之虑。

## 3.补肾活血法在安胎的应用

### 3.1  血虚证

**【病例1】不良妊娠、HCG升高不明显——妊娠腹痛**

叶某某，女，25岁，于2015年3月25日就诊。

**主诉**：停经36天，下腹痛2天。

**病史**：患者既往月经规则，周期32天。末次月经2月17日。于3月6日行B超监测有排卵。于3月18日查血HCG：25.5IU/L。于3月24日停经35天测血HCG：

86IU/L。于21/3停经35天测血HCG：86IU/L。2天前开始觉得下腹胀痛，口干多饮，恶心欲吐，夜寐欠佳，经住院治疗后现无腹痛，无阴道流血，纳可，二便常。舌红；苔白，脉滑数。患者于2012年、2013年均在"孕50$^+$天"胚胎停育行清宫术。

**西医诊断**：先兆流产。

**中医诊断**：妊娠腹痛。

**辨证**：血虚型。

**治法**：补肾养血安胎。

**处方**：当归芍药散合寿胎丸加减。

**方药**：当归身10g，白芍10g，茯苓10g，白术10g，麦冬10g，石斛10g，川续断10g，菟丝子10g，枸杞子10g，甘草10g，桑寄生10g，淮山药10g。7付，日1付，水煎服。

二诊（2015年4月3日）：停经45天，现有下腹隐痛，无阴道流血，口干多饮，恶心欲吐，夜寐欠佳，乳房胀痛，舌红，苔薄白，脉滑数。血HCG：3703.48IU/L（25/3），14220.56IU/L（29/3），34729.4IU/L（2/4）。血P：39.08ng/ml（25/3），38.99ng/ml（29/3），41.73ng/ml（2/4）。B超（31/3）：停经41天，

宫内早孕1.2mm×0.9mm×0.6mm，双附件未见明显包块。治疗守方加墨旱莲10g、葛根10g，7付，日1付，水煎服。

三诊（2015年4月10日）：孕52天，患者已无腹痛，无阴道流血，纳可，恶心欲吐，夜寐欠佳，二便调，舌红，苔薄白，脉滑数。B超提示：宫内早孕，见胎心。继续守方出入治疗4周，嘱立产卡定期产检。

**按语**：患者妊娠期间出现下腹胀痛，属于妊娠腹痛。患者有两次胚胎停育史，本次妊娠后血HCG升高不明显，多因先天禀赋不足，肾气亏虚，肾虚不能系胎，胎元不固故出现胎动不安，腹痛甚者屡孕屡堕，堕胎损伤气血，血虚不能荣养胞脉胞络，不荣则痛。夜寐欠佳，舌红为阴虚内热的表现，与孕后阴血下聚养胎有关。本病属妊娠腹痛，证属血虚型。治宜补肾养血安胎。方选当归芍药散合寿胎丸加减，方中当归身、白芍养血和血，缓急止痛；茯苓、白术健脾益气以资生化之源，麦冬、石斛、淮山药养脾阴以滋阴血，菟丝子、川续断、桑寄生、枸杞子补肾固胎；甘草调和诸药。全方共奏调气补血之功，络脉流通，则痛止胎安。

## 3.2　气血两虚证

### 【病例2】移植失败后自然妊娠出现胎动不安

杨某某，女，28岁，于2015年4月8日就诊。

**主诉**：停经32天，腰酸2天。

**病史**：患者自诉月经14岁初潮，周期28～30天，经期5天，经量中等，经色鲜红，2012年开始未避孕未孕，于2014年2月行辅助生殖技术助孕取卵20个，配成2个鲜胚，于4月移植未成功，后经中药补肾填精治疗。末次月经3月7日，经行5天，经量中，经色红。夜寐欠佳，纳可，二便调。舌红，苔薄白，边有齿印，脉细弱。孕0产0。尿HCG（＋）。血：$\beta$-HCG1471IU/L；P141.50nmol/L。

**中医诊断**：胎动不安。

**辨证**：气血两虚证。

**治法**：补肾健脾，益气养血安胎。

**处方**：胎元饮合寿胎丸加减。

**方药**：黄芪10g，太子参10g，山药10g，白术10g，菟丝子10g，川续断10g，桑寄生10g，白芍10g，当归身10g，甘草10g，茯苓10g，阿胶10g。15付，日一付，水煎服。

于2015年4月23日二诊：孕47天，偶有恶心欲吐，无腹痛以及腰酸，无阴道流血，纳差，夜寐欠佳，二便调。B超提示宫内早孕，见胎心、胎芽。继续守方出入治疗1个月，患者无不适，定期产检。

**按语**：患者孕后出现腰酸，结合其舌红、苔薄白、边有齿印、脉细弱，考虑为气血两虚所致。患者因先天禀赋不足，肾气亏虚，冲任空虚，不能凝精成孕故不孕；经中药补肾填精固冲任有子，但因肾气虚，气虚不能系胎元，血虚不能濡养胎元，故胎元不固，胎动不安；肾虚不能濡养其外府则腰酸。故本病诊断为胎动不安，辨证为气血两虚证。治则补肾健脾，益气养血安胎。给予胎元饮合寿胎丸加减补肾养血、固肾安胎。方中菟丝子补肾益精，固摄冲任，肾旺自能萌胎；桑寄生、川续断补益肝肾，养血安胎；阿胶补血；加当归身、白芍养血和血柔肝；黄芪、太子参健脾益气；茯苓、白术健脾以益生化之源；甘草调和诸药。诸药合用使气血充沛，运行调畅，以收安胎之效。

## 3.3 血热证

### 【病例3】孕前月经后期、不良妊娠史（肾阴虚）——妊娠腹痛

王某，女，29岁，于2014年9月5日初诊。

**主诉**：月经周期推后10余年。

**病史**：患者自诉月经13岁初潮，周期37～42天，近3月月经量较前明显减少，色暗红，有血块，无腹痛、乳胀。末次月经8月31日，5天净。纳可，寐欠佳，二便调。舌淡，苔薄白，脉沉。孕1产0，2013年11月

因胎停行清宫术，查性激素六项：FSH 4.63mIU/ml，LH 4.14mIU/ml，$E_2$ 50.55pg/ml，P 20.32ng/ml，PRL 17.50ng/ml，T 0.42ng/ml。

**中医诊断**：月经后期。

**辨证**：肾阴虚证。

**治法**：滋肾养血，调补冲任。

**处方**：左归丸加减。

**方药**：山茱萸10g，白芍20g，甘草10g，川芎10g，香附10g，紫河车10g，当归10g，何首乌20g，鹿角胶（烊化）10g，枸杞子10g，菟丝子10g。7付，日一付，水煎服。

二诊（2014年9月29日）：月经周期第29天。于9月26日行B超监测：有优势卵泡2.5cm×2.1cm，已排出，现无不适。考虑排卵后，当温肾助阳，固冲养血以促摄精成孕。方药：当归10g，淫羊藿（仙灵脾）10g，仙茅10g，巴戟天10g，甘草10g，益母草10g，川芎10g，丹参12g，鹿角霜10g，牛膝10g，川续断10g。10付，日一付，水煎服。

三诊（2014年10月24日）：月经周期第15天，于10月8日经行，5天干净，经量较前稍增多，周期39

天，现无不适。B超示子宫常大，内膜0.4cm，左卵泡1.3cm×0.8cm，右卵泡0.7cm×0.5cm。考虑患者月经推后为肾虚精血虚少，冲任不足，血海不能按时满溢所致，治以补肾养血调经，方药：当归10g，川芎10g，白芍10g，甘草10g，巴戟天10g，菟丝子10g，淫羊藿（仙灵脾）10g，丹参10g，川续断10g，牛膝10g，鹿角胶10g（烊化），紫河车10g。12付，日一付，水煎服。

四诊（2015年1月7日）：末次月经12月23日，周期45天，经行7天干净，经量少，色鲜红，无痛经，现无特殊不适，纳寐可，大便干，小便正常。继续守上方予以补肾养血温阳。方药：淫羊藿（仙灵脾）10g，巴戟天10g，当归10g，川芎10g，赤芍10g，鹿角胶10g（烊化），熟地黄10g，菟丝子10g，覆盆子10g，枸杞子10g。7付，日一付，水煎服。

五诊（2015年2月2日）：停经40天。于1月17日行B超监测：有优势卵泡。1月28日阴道少量流血，1天干净，下腹胀。舌质稍红，苔黄，脉细滑。尿HCG（+）。患者经调理后，肾气充实，胞宫得血滋养，故能摄精成孕，现孕后胎动不安，考虑患者舌红、苔黄为血热所致，治以清热止血，补肾固冲，方选保阴煎加减。方药：黄芩10g，黄柏10g，白术10g，茯苓10g，川续断10g，桑寄生20g，甘草10g，淮山药10g，木香5g（后下），杜仲10g，墨旱莲10g。7付，日一付，水煎服。

六诊（2015年2月9日）：停经46天，少腹时有胀痛，夜寐欠佳，舌质红，苔薄白，脉细滑。考虑妊娠腹痛，治以补肾养血，固冲安胎，方选寿胎丸合当归芍药散加减。方药：菟丝子10g，川续断10g，桑寄生10g，阿胶10g（烊化），淮山药10g，白芍10g，当归10g，甘草10g，墨旱莲10g，白术10g。7付，日一付，水煎服。

七诊（2015年2月16日）：停经53天时，觉下腹坠胀，久坐后腰酸，舌淡红，边有齿印，苔薄白，脉细滑。查血：HCG 6038mIU/ml，P 22.25ng/ml。B超示宫内早孕，尚未见胎心。考虑患者气虚冲任不固，胎失摄载，故时觉下腹坠胀，久坐则腰酸，治以补肾益气，固冲安胎，在上方基础加茯苓10g，党参10g。10付，日一付，水煎服。

八诊（2015年2月27日）：孕64天，无特殊不适，舌淡红，苔薄白，脉细滑。血：HCG 15.09×

$10^4$mIU/ml，P 25.15ng/ml。B超示宫内早孕，见胚胎、胎心。患者经治疗后，正气得充，胎有所载，继续予补肾益气，固冲安胎固护胎元，方选寿胎丸合当归芍药散加减。方药：白术10g，茯苓10g，菟丝子10g，川续断10g，桑寄生20g，白芍20g，墨旱莲10g，阿胶10g（烊化），当归身10g，砂仁5g。5付，日一付，水煎服。

**按语：** 患者月经初潮后即出现月经周期推后，属于中医的月经后期。从患者的舌淡、苔薄白、脉沉细考虑，患者肾虚，肾虚精血亏少，冲任不足，血海不能按时满溢，故月经后期。肾虚无力系胎，则胎元不固，故出现堕胎。舌淡，苔薄白，脉沉均为肾虚的表现。故诊断为月经后期，辨证为肾虚证，治法滋肾养血，调补冲任，方选左归丸加减。方中白芍、川芎、香附、当归活血养血调经，紫河车、鹿角胶，以血肉有情之品滋补肾阴，山茱萸、何首乌、枸杞子、菟丝子补肾益精填髓，甘草调和诸药。全方共奏滋肾养血，调补冲任的功效，使肾气得以充实，胞宫有气血滋养，方能摄精成孕。孕后结合患者的舌脉予以辨证治疗，初始患者舌红苔黄，夜寐欠佳，考虑血热所致，予以保阴煎清热安胎；清热后患者舌淡红、苔薄白，考虑患者肾虚，予当归芍药散合寿胎丸补肾养血，固冲安胎，酌加四君子汤以健脾益气，壮气血生化之源，固护胎元。

## 【病例4】孕前高泌乳素血症、癥瘕——胎动不安

甘某某，女，37岁，于2014年12月11日就诊。

**主诉：**停经39天，下腹隐痛、腰酸1周。

**病史：**患者自诉婚后未避孕未孕2年，性生活正常，月经13岁初潮，月经周期28～30天，经期5～7天。末次月经2014年11月2日，月经量少，色鲜红，经行下腹胀痛。现觉腰酸，五心烦热，夜寐欠佳，大便2日一行，量少，小便色黄。舌红，苔少，脉沉细。孕0产0。B超提示子宫多发性小肌瘤，监测卵泡提示

卵泡发育不良，经治疗后卵泡发育成熟。于2个月前诊为高泌乳素血症，现服用溴隐亭，每天1片维持量。尿HCG（＋）。

**中医诊断**：① 胎动不安；② 癥瘕。

**西医诊断**：① 早期先兆流产；② 子宫肌瘤。

**辨证**：阴虚血热型。

**治法**：补肾安胎，养阴清热。

**处方**：寿胎丸合生脉散加减。

**方药**：菟丝子10g，川续断10g，桑寄生10g，阿胶10g（烊化），白芍20g，甘草10g，茯苓10g，黄柏10g，太子参20g，麦冬10g，白术10g。7付，日一付，水煎服。

于2014年12月18日二诊：孕46周，觉腰酸、下腹隐痛，大便2日一行，口干，尿黄。查血：$\beta$-HCG 38541.11IU/L，P 25.96ng/L，$E_2$ 261.71pg/ml。舌红，苔少，脉细滑。考虑妊娠腹痛，予以当归芍药散合寿胎丸加减。处方：太子参20g，菟丝子10g，白术10g，茯苓10g，甘草10g，阿胶10g（烊化），桑寄生10g，白芍10g，北黄芪10g，当归身10g。7付，日一付，水煎服。

于2014年12月25日三诊：孕53天，服上药腹痛腰酸缓解，觉口干、尿黄，纳寐可，舌红，苔少，脉细滑。昨日查血：$\beta$-HCG 87731.25IU/L，P 42.54ng/L。B超：宫内早孕，见胎芽、胎心，子宫多发实质性占位。守上方出入治疗2周，患者胎儿发育良好，定期产检。

**按语：** 患者因"停经39天，下腹隐痛、腰酸1周"就诊，属于中医的胎动不安，下腹有子宫肌瘤相当于中医的癥瘕。肾阴亏损，阴虚内热，热扰冲任，胎元不系则出现胎动不安；而且孕后因有瘀血阻滞，气血运行不畅，不能荣养胎元则出现胎动不安；治疗予以寿胎丸合生脉散、当归芍药散加减补肾养血、固肾安胎。方中菟丝子补肾益精，固摄冲任，肾旺自能萌胎；桑寄生、川续断补益肝肾，养血安胎；阿胶补血；加当归身、白芍养血和血柔肝；北黄芪、太子参、麦冬健脾益气养阴；茯苓、白术健脾以益生化之源；黄柏苦寒，泻相火，坚阴；甘草调和诸药使气血充沛，运行调畅，以收安胎之效。

## 3.4 IVF中医助孕

### 【病例5】不孕、痛经（肾虚血瘀证）

陆某，女，30岁，于2015年7月6日初诊。

**主诉**：拟明天辅助生育技术胚胎移植，要求中药安胎。

**病史**：患者自诉婚后未避孕未孕5年，既往月经规则，周期30天，经期5～7天干净，经量中等，经色暗红，经行痛经，以第一天为甚，需服用止痛药。末次月经6月21日。因丈夫弱精以及输卵管堵塞行辅助生育技术，于2015年1月移植后孕50天胚胎停育，拟于明天行辅助生育技术胚胎移植，要求中药安胎。有慢性胃炎病史10年。孕1产0，舌淡红，苔薄白，脉弦。

**西医诊断**：不孕。

**中医诊断**：① 痛经；② 不孕症。

**辨证**：肾虚血瘀证。

**治法**：补肾益气，养血安胎。

**处方**：当归芍药散合寿胎丸加减。

**方药**：当归10g，白芍10g，太子参10g，麦冬10g，桑寄生10g，川续断10g，阿胶10g（烊化），菟丝子10g，白术10g，茯苓10g，杜仲10g。7付，日一付，水煎服。

二诊（2015年7月15日）：现患者胚胎移植后第7天，下腹胀痛，腰酸，呃逆，纳寐尚可，大便溏，小便黄。舌淡红，苔薄白，脉细滑。考虑脾失健运，在上方基础加砂仁5g，石斛10g。7付，日一付，水煎服。

三诊（2015年7月22日）：现患者胚胎移植后第15天，偶觉下腹坠胀，自述呃逆后腹胀缓解；无阴道流血，时有皮疹，舌淡红，苔薄白，脉细滑。治疗有效，继续守上方治疗14付，日1付，水煎服。B超提示：宫内早孕，见胎心。继续守方治疗2月后立产卡定期产检。

**按语**：患者行辅助生育技术胚胎移植后出现下腹坠胀，属于中医的胎动不安。该患者曾行试管婴儿助孕，胚胎移植后50天失败，考虑肾气亏虚，无以系胎，患者经行腹痛，说明有瘀血阻滞胞宫，不通则痛。故辨证为肾虚血瘀证，方选当归芍药散合寿胎丸加减，方中当归、白芍、茯苓、太子参益气健脾，活血养血，使气血生化有源；桑寄生、川续断、菟丝子、杜仲补肾填精；白术、麦冬补气养阴；阿胶滋阴养血。全方共奏滋阴补肾，养血活血之功效。患者胚胎移植术后，仍觉大便溏、呃逆，考虑脾失健运，胃气上逆，当在补肾养血、固冲安胎的基础上加砂仁、石斛健脾养胃，经治疗后诸症缓解，肾气得补，血海充实，胎元健固则安。

## 【病例6】IVF胎动不安中医助孕成功（肾阴虚证）

廖某，女，29岁，于2014年12月22日初诊。

**主诉**：胚胎移植术后15天腰酸、腹痛2天。

**病史**：患者因"双输卵管堵塞"行辅助生育技术助孕，末次月经11月17日，经行3天干净，量中等，有血块。于12月7日行胚胎移植，现术后15天，近2天觉得腰酸，下腹隐痛，无阴道流血，大便质硬，每日1次，小便色黄，余无不适。移植后给予"安琪坦"塞阴，"地屈孕酮片"自服治疗，纳可，睡眠可，梦多。患者孕3产0，于2006年孕足月因脐带打结死胎而引产，于2007年孕2月余胎停行清宫术，于2012年行宫外孕腹腔镜手术治疗。舌暗红，苔少，脉细滑。

**中医诊断**：胎动不安。

**辨证**：肾阴虚证。

**治法**：滋阴补肾，固冲安胎。

**处方**：生脉散合寿胎丸加减。

**方药**：太子参10g，麦冬10g，甘草10g，白芍10g，桑寄生10g，菟丝子10g，川续断10g，当归身10g，阿胶10g（烊化），石斛10g。15付，日一付，水煎服。

二诊（2015年1月7日）：移植后31天，偶有下腹胀痛、腰酸，无阴道流血，纳差，睡眠欠佳，不易入睡，偶有大便质稀，小便正常。于1月3日行B超检查，提示：宫内早孕，见胎心。考虑患者脾气亏虚，脾土失于温煦，故大便质稀，气血下聚养胎，冲任失于温煦，胞脉失养又兼血滞，因而偶有腹痛、腰酸，治以益气健脾，补肾安胎，方选香砂六君子丸合寿胎丸加减。方药：白术10g，茯苓10g，党参10g，砂仁10g，鸡蛋花10g，木香5g（后下），菟丝子10g，杜仲10g，川续断10g，桑寄生10g。7付，日一付，水煎服。

三诊（2015年1月23日）：移植后47天，经治疗无腰酸，偶有下腹部隐痛，自觉烦躁易怒，口干，睡眠差，纳差，二便调。舌红，苔黄腻，脉细滑。考虑患者素体阴虚不足，孕后阴血下聚养胎加重阴虚，阴虚内热则烦躁易怒，口干。治以补肾养阴清热安胎，方选生脉散加减。方药：太子参10g，麦冬10g，五味子5g，墨旱莲10g，白术10g，黄柏10g，白芍10g，菟丝子10g，甘草10g，法半夏10g。7付，日一付，水煎服。

四诊（2015年3月9日）：孕15⁺周，觉腹胀，便秘5天，自觉腰酸，余无不适，舌红，苔黄，脉滑数。考虑患者热伤阴液，不能濡养大肠而致便秘，治病与安胎并举，治以养阴清热，润肠通便，方选保阴煎加减。处方：熟地黄10g，生地黄10g，白术10g，茯苓10g，甘草10g，黄芩10g，枳壳5g，砂仁10g，火麻仁10g，桑寄生10g。7付，日一付，水煎服。

**按语：**患者孕后出现腰酸、下腹痛，属于中医的胎动不安。多次妊娠，损伤肾气，肾虚冲任不固，而移植胚胎后，气血下聚养胎，冲任亦虚，故腰酸腹痛，诊断为胎动不安，舌暗红，苔黄，考虑为肾阴虚，因舌暗考虑有瘀血，为多次手术损伤气

血，气血运行不畅所致，故辨证为肾阴虚证。治以
滋阴补肾，固冲安胎，方选生脉散合寿胎丸加减，
方中太子参、麦冬、石斛补气养阴，白芍、当归身
养血活血，桑寄生、菟丝子、川续断、阿胶补肾固
冲，养血安胎，甘草调和诸药。全方共奏滋阴补
肾，固冲安胎之效。患者肾气得充，气血充实，摄
精成孕后，胎有所系则胎安。在此基础上结合患者
具体的病情，予以"治病与安胎并举"，如出现大
便溏烂、口淡为脾胃虚弱，则寿胎丸合香砂六君丸
加减；如烦躁失眠，则考虑阴血亏虚，虚火上扰，
或不能濡养肠道，则予以保阴煎加减。

## 3.5 卵巢因素不孕

### 【病例7】孕前卵泡不长——孕后妊娠腹痛

包某某，女，31岁，于2015年11月30日就诊。

**主诉：** 停经39天，下腹隐痛7天。

**病史：** 患者自诉13岁初潮，近10年开始出现月

经周期推后，周期32～65天，未避孕未孕1年，用黄体酮针后月经来潮，经行腹痛，经量少，色暗红，有血块，腰背凉，纳可，寐可，二便调。查六项基本正常，B超检测内膜正常，卵泡不长，多卵泡卵巢。经补肾养血、活血化瘀的桂枝茯苓丸加减治疗后月经周期基本正常。末次月经10月21日，上月周期32天，现觉腹胀，偶有疼痛，鼻腔自觉干燥、有血丝，余无明显不适，舌淡红，苔薄白，脉细滑。查血：HCG 282.80mIU/ml，P 22.82ng/ml。G1P1，去年3月份顺产1男婴，因新生儿肺炎已经死亡。

**中医诊断**：妊娠腹痛。

**辨证**：气阴两虚证。

**治法**：益气养阴，补肾安胎。

**处方**：生脉散合寿胎丸、当归芍药散加减。

**方药**：太子参10g，麦冬10g，五味子5g，石斛10g，沙参10g，桑寄生10g，川续断10g，甘草10g，白芍10g，当归10g。7付，日一付，水煎服。

在此基础上守方加减，2周后B超提示宫内早孕，见胎心、胎芽。

**按语**：患者妊娠期间出现下腹隐痛，属于妊娠腹痛。鼻腔自觉干燥、有血丝，考虑为阴虚的表现，鼻为肺之外窍，阴虚则不能濡养其外窍故鼻腔干燥、有血丝。由于患者既往有月经后期、经行腹痛、舌暗、脉弦，说明有"瘀血阻滞"胞宫胞络，冲任血海运行不畅，不通则痛。阴血不足，血瘀阻滞，气血运行不畅则不能濡养冲任胎元，不荣则痛，故出现妊娠腹痛。故本病属妊娠腹痛，证属气阴两虚证，治宜补肾益气养血安胎，方选生脉散合寿胎丸、当归芍药散加减。方中当归、白芍养血和血，缓急止痛；太子参、麦冬、五味子益气养阴，沙参、石斛养阴以滋阴血，川续断、桑寄生补肾固胎，甘草调和诸药。全方共奏气血充沛，络脉流通，则痛止胎安。

## 3.6　滑胎

### 【病例8】滑胎（肾虚型）——宫腔粘连

陆某某，女，41岁，干部，于2013年11月28日就诊。

## 二、妊娠病

**主诉**：反复自然流产5次。

**病史**：患者自诉于2004～2006年3次胚胎停育，2009～2011年再次出现胚胎停育2次，5胎均孕12周内，无胎心。月经13岁初潮，既往月经规则，周期28天，经期3～5天，末次月经11月7日，经量偏少，经色暗红，无痛经。查：夫妇双方染色体正常，B超有优势卵泡，子宫内膜在7mm以内。因"宫腔粘连"行宫腔镜下宫腔粘连分离＋放环治疗。现已取环2年，曾用中医药治疗，内膜均不长，爱人精液检查基本正常。现时觉头晕耳鸣，腰酸膝软，面色晦暗，舌胖，苔白腻，脉弦滑。

**西医诊断**：复发性流产。

**中医诊断**：滑胎。

**辨证**：肾虚型。

**治法**：补肾填精益髓。

**处方**：归芍地黄丸加减。

**方药**：白芍20g，当归10g，熟地黄20g，山茱萸10g，紫河车10g，鹿角胶10g（烊化），白术10g，茯苓10g，陈皮10g，淮山药20g。10付，日1付，水煎服。

于2013年12月4日二诊：月经周期第27天，现觉腰酸，无腹痛，无阴道流血，纳可，夜寐可，二便正常，白带稍多。舌淡胖，苔薄白，脉细弦。尿HCG：阳性。血（2/12）：P>190.8nmol/L，HCG113.3mIU/ml。考虑患者5次胚胎停育为脾肾两虚所致，治以补肾健脾，益气安胎，方选补肾固冲丸加减。处方：黄芪20g，生党参10g，白术10g，菟丝子20g，川续断10g，当归身10g，杜仲10g，阿胶10g，桑寄生10g，甘草10g，陈皮5g，茯苓10g，白芍20g。14付，日一付，水煎服。

于2013年12月18日三诊：患者觉得恶心欲吐，余无不适，舌淡，苔薄白，脉细滑。血：HCG（17/12）$3.3 \times 10^4$mIU/ml，P 190.8nmol/L。B超提示：宫内早孕，见胎心。

继续守方治疗至孕12周，患者现已经顺产1孩。

**按语**：患者反复胚胎停育5次，属于中医的滑胎。患者肾气亏虚，肾虚封藏不固，冲任不固，胎失系载，故屡孕屡堕；冲任失调，血海失司，故月经量少；腰为肾府，肾主骨生髓，肾虚则腰酸腿软；髓海不足，则头晕耳鸣，面色晦暗。舌淡，苔薄，为肾气不足之征。故本病诊断为：滑胎，辨证为肾虚型，治法补肾固冲安胎，孕前予以归芍地黄丸加减，方中熟地黄、山茱萸滋肾而益精血；当归、白芍养血调经；淮山药、白术、茯苓健脾益气以资后天生化之源；加鹿角胶、紫河车等血肉之品填精养血，大补奇经；陈皮理气安胎，使补而不滞。全方共奏滋肾养血调经之效，精血充足，冲任得滋，自能受孕。孕后予以补肾固冲安胎的补肾固冲丸加减，方中菟丝子、川续断、桑寄生、杜仲补肾益精，固冲安胎；当归身、白芍、阿胶滋肾填精养血而安胎；生党参、白术、茯苓健脾益气以资化源；黄芪、陈皮理气安胎，使补而不滞；甘草调和诸药。全方合用，使肾气健旺，胎有所系，载养正常，则自无堕胎之虑。

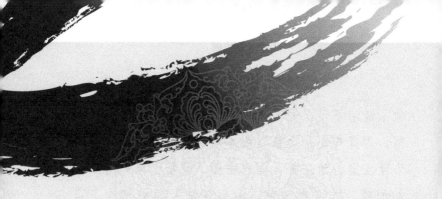

# 三、产后病

## 1.产后恶露不绝

### 【病例1】产后恶露不绝（血瘀证）

吴某某，女，28岁。于2015年8月22日初诊。

**主诉**：产后10天恶露未净

**病史**：患者自诉于8月12日顺产一女孩，产时出血约400ml，现产后10天，恶露仍未干净，恶露量中等，色暗红，质地暗红，下腹隐痛，乳汁少，口苦，口干，干咳，以夜间为主，无咳痰。B超提示：胎盘残留，最厚1.1cm。建议行清宫术，患者不愿清宫，遂来就诊，舌暗红，苔薄白，脉细弦。

**中医诊断**：产后恶露不尽。

**辨证**：血瘀证。

**治法**：活血化瘀，理血归经。

**处方**：生化汤加减。

**方药**：当归10g，川芎9g，桃仁10g，炮姜5g，甘草6g，益母草10g，蒲黄炭10g，五灵脂10g，杏仁10g，鱼腥草10g，玄参12g，麦冬10g，白芍20g。5付，日一付，水煎服。

于2015年8月27日二诊：经治疗后恶露量少，淡黄色，质稀，无臭，乳汁少，下腹偶有隐痛，汗多，口干、口苦，干咳较之前缓解，睡眠饮食正常，大便正常。舌红苔薄，边有齿印，脉沉。复查B超：无胎盘残留。考虑气血不足所致乳少，予以健脾益气养血，方选生脉散加减。处方：太子参15g，麦冬10g，当归10g，白芍20g，玄参12g，北黄芪20g，甘草6g，陈皮6g，王不留行10g，通草3g。7付，日一付，水煎服。

　　**按语**：患者产后胎盘残留，滞而为瘀，瘀阻冲任，新血不得归经，则恶露过期不止，淋漓不尽；瘀血内阻，不通则痛，故小腹疼痛。舌暗，脉弦为瘀血阻滞之征。故本病诊断为产后恶露不尽；辨证为血瘀证；治法活血化瘀，理血归经；方用生化汤加减。方中当归补血活血，化瘀生新，川芎、桃仁、益母草、蒲黄炭、五灵脂活血祛瘀，炮姜入血散寒，温经止血，白芍缓急止痛。患者伴有口干加玄参、麦冬；咳嗽加杏仁、鱼腥草宣肺止咳。全方配伍，寓生新于化瘀之内，使瘀血化新血生，故瘀祛血止。

## 【病例2】产后恶露不绝（血瘀证）

苏某某，女，26岁，于2015年12月21日就诊。

**主诉**：产后恶露不净3个月。

**病史**：患者自诉于今年9月13日顺产1女后，恶露至今未净，前2个月量多，色暗红，时有血块，无腹痛，近1个月来恶露量少，近1周来恶露色黄、质稀、无臭味，伴有腰酸，无腹痛，无发热，纳可，二便调。平素月经推后，周期37天至2个月。孕1产1，顺产1孩。舌淡红，苔薄白，脉弦。B超：子宫常大4.7cm×4.2cm×3.0cm。Em：2mm。宫腔内见数个强回声光点，最大3mm×3mm，考虑：宫腔残留物钙化。

**中医诊断**：恶露不绝。

**辨证**：血瘀证。

**治法**：活血化瘀，消癥散结。

**处方**：生化汤加减。

**方药**：益母草10g，五灵脂10g，蒲黄炭10g，桃仁10g，当归10g，川芎10g，炮姜5g，急性子5g，牛膝10g，甘草10g。7付，日一付，水煎服。

二诊（2015年12月30日）：经治疗患者已经止血3天，无腹痛，乳汁尚可，纳可，二便调。舌质稍红，苔白腻，脉弦。复查B超：子宫常大。Em：5mm。宫腔内点状强回声，钙化，2mm×1.5mm。考虑胎盘残留已经钙化。属于中医的血瘀证，继续予以活血化瘀之生化汤治疗。处方：益母草10g，五灵脂10g，蒲黄炭10g，生党参10g，当归10g，川芎10g，炮姜5g，甘草10g。7付，日一付，水煎服。

**按语**：患者因产后恶露持续不干净约3个月属于中医的产后恶露不绝。产后胎盘残留，滞而为瘀，瘀阻冲任，新血不得归经，则恶露过期不止，淋漓不尽；瘀血内阻，不通则痛，故腰酸。舌暗，脉弦为瘀血阻滞之征。故本病诊断为产后恶露不绝；辨证为血瘀证；治法活血化瘀，理血归经；方用生化汤加减。生化汤出自《傅青主女科》，治以活血祛瘀为主，使瘀去新生，故名"生化"。方中当归补血活血，化瘀生新，川芎理血中之气，桃仁、益母草、蒲黄炭、五灵脂活血祛瘀，桃仁行血中之瘀，炮姜入血散寒、温经止血，甘草和中。全方配伍，寓生新于化瘀之内，使瘀血化新血生，故瘀祛血止。

## 【病例3】产后恶露不绝（血瘀证）——子宫内膜异位症合并HCG持续异常

患者陈某某，女，23岁，桂林人，于2014年4月11日因"清宫术后HCG持续异常3个月，反复阴道流血2个月"就诊。

患者既往于5年前诊为子宫内膜异位症，末次月经2013年10月22日，行辅助生育助孕技术于2014年1月3日在桂林医学院附院因孕10周"稽留流产"行清宫术，2月24日因B超提示"① 子宫内膜异位症；② 宫腔积液，有强回声团"行清宫术，于10/3因"清宫术后2月余，反复阴道流血2月"入院。B超提示："宫腔积液，有强回声团"。于11/3在宫腔镜直视下清宫，宫腔镜直视下宫腔未见明显的组织残留，于10/3服用米非司酮（50mg/天，共3天），一周后于17/3复查后血$\beta$-HCG：77mIU/ml。于18/3复查$\beta$-HCG：97mIU/ml。分别于18/3、28/3使用氨甲蝶呤注射液50mg肌注治疗。于28/3复查HCG：95mIU/ml。现阴道流血，无腹痛。脉细弱，舌淡白有瘀点。

月经13岁，5/26～28天。LMP：2013.10.22。G3P0，3次均为自然流产，孕周分别为14周、50天、10周。

**妇科检查：**外阴发育正常，阴道畅，宫颈光，见宫口有少量的血液流出，子宫前位，呈球形增大（如孕9周大小），质地较硬，活动尚可，无压痛，双附件未触及异常。

第一次宫内容物送病检：为坏死样绒毛组织和蜕膜

组织。第二、三次宫内容刮出物送病检：为出血坏死内膜组织。B超：子宫增大79mm×67mm×66mm，提示子宫腺肌症，宫内异常回声。X线以及CT检查：心、肺未见异常。盆腔核磁共振提示：子宫内膜异位症合并子宫腺肌症。

**西医诊断**：① HCG异常原因待查；② 子宫内膜异位症。

**中医诊断**：① 恶露不绝（血瘀证）；② 癥瘕（血瘀证）。

**辨证**：血瘀证。

**治法**：调和肝脾，化瘀利湿。

**处方**：蠲痛饮加减。

**方药**：黄芪20g，血竭5g，当归10g，赤芍20g，川芎10g，丹参15g，防风10g，鸡血藤15g，白花蛇10g，急性子5g，益母草10g，鬼箭羽10g，牛膝10g。水煎服，每日1剂，连服7剂。

2014年4月18日二诊：经上治疗后已无阴道流血，无腹痛。舌淡白边有瘀点，苔薄白，脉细弦。于2014年4月11日复查血$\beta$-HCG：52.17mIU/ml。B超提示：内膜显示欠清，子宫腺肌症？子宫腺肌瘤，宫腔积液。于

2014年4月14日查：CA125 180.30U/L，CA199 38.21U/L。处方：继续守4月11日方15剂，每日1剂，水复煎服。

2014年5月5日三诊：经未行，现无不适。舌淡白边有瘀点，苔薄白，脉细弦。于2014年4月30日复查血$\beta$-HCG：22.2mIU/ml。B超检查：子宫增大79mm×67mm×66mm，提示子宫腺肌症。处方：继续守4月11日方15剂，每日1剂，水复煎服。

2014年5月21日四诊：末次清宫术后3个月，经未行，现无不适。舌淡白边有瘀点，苔薄白，脉细弦。于2014年5月20日复查血：$\beta$-HCG 27.63mIU/ml，P 34ng/ml。B超检查：子宫球形增大79mm×80mm×70mm，提示子宫腺肌症？宫腔内稍强回声积液，子宫内膜厚度0.8cm，子宫腺肌瘤，双侧卵巢内囊样结构。处方：于11/4方的基础上去益母草、牛膝、急性子加橘核10g，荔枝核10g，川楝子10g，九香虫10g。水煎服，每日1剂，连服15剂。

2014年6月20日五诊：患者于2014年6月2日经行，经量中，无血块，无痛经，月经6天干净，已清宫术后4个月，现周期第19天，无不适。舌淡红边有瘀点，苔薄白，脉细弦。于2014年6月10日复查$\beta$-HCG

0.1mIU/ml。处方：守11/4方加制何首乌20g，山茱萸15g。水煎服，每日1剂，连服15剂。

2014年7月18日六诊：患者于2014年6月28日经行，痛经，但较前缓解，经量中，无血块，月经6天干净，周期26天，现无不适。舌淡红边有瘀点，苔薄白，脉细弦。于2014年7月4日和7月17日复查β-HCG 0.1mIU/ml。CA125 288.8U/L。处方：当归10g，白芍10g，川芎9g，血竭5g，白术10g，茯苓15g，鸡血藤15g，蒲黄炭10g，五灵脂10g，川楝子10g，延胡索（元胡）10g，橘核10g，荔枝核10g，甘草6g。水煎服，每日1剂，连服15剂。

2014年8月6日七诊：患者于2014年7月23日经行，痛经较前缓解，经量中，无血块，月经6天干净，周期25天，现无不适。舌淡红边有瘀点，苔薄白，脉细弦。于2014年8月2日复查β-HCG 0.1mIU/ml。处方：当归10g，白芍20g，川芎10g，白术10g，茯苓15g，补骨脂10g，黄芪20g，血竭5g，田七10g，鸡血藤15g，桂枝5g，川楝子10g，延胡索（元胡）10g，荔枝核10g，橘核10g。每日1剂，水煎服，连服15剂。在该方基础上加减服药3月后于2014年11月24日复查B超：提示子宫腺肌症，子宫大小为

67mm×67mm×65mm。

　　**按语**：子宫内膜异位症是以盆腔疼痛、月经失调、不孕不育为主要特征的疾病。该患者有妊娠合并子宫腺肌症后出现稽留流产，三次清宫术，宫腔镜未见宫内异常残留组织，但术后3个月HCG持续异常，可能与滋养细胞侵蚀子宫内膜组织有关。该患者有子宫腺肌瘤病史，子宫腺肌瘤属于中医的癥瘕血瘀证，妇人宿有癥疾，瘀血阻滞胞宫，由于瘀血阻滞胞宫胞脉，孕后新血不得下归血海以养胎元，胎元失养则出现胚胎停育。而多次的清宫手术损伤胞宫胞脉，引起气血的损伤，离经之血即为瘀血；而且多次的清宫术，正气虚损，邪气乘虚而入，由于胞宫胞脉位于下焦，容易感受湿邪之气，故湿邪与血瘀相互搏结，湿瘀阻滞胞宫，新血不得归经，离经而走，故阴道不时少量下血，色红或暗红；舌边尖有瘀斑，苔白，脉弦，为癥病而有瘀血内滞之征。故中医诊断：① 恶露不绝（血瘀证）；② 癥瘕（血瘀证）。治疗原则：调和肝脾，化瘀利湿。方药予以蠲痛饮加减治疗，方中丹参、当归、赤芍、川芎养血柔肝，黄芪、白术、茯苓以健脾利湿，血竭化瘀散结。由于该患者素有痼疾，反复的清宫，胞宫胞脉受损，风邪乘虚而入络，与瘀血湿邪搏结阻滞胞宫胞脉引起气血运行不畅，在活血化瘀利湿的基础上祛风加用防风、白花蛇，以引药入络祛风散邪；急性子、益母草、牛膝，引药下行至胞宫胞脉。经治疗后1周血止，血$\beta$-HCG逐渐下降至阴性，治疗2月后月经恢复正常，治疗7月后子宫缩小，起到很好的治疗作用。

## 2. 产后出血

【病例】产后大出血（气虚血瘀证）

陈某某，女，35岁，于2013年5月22日就诊。

**主诉**：稽留流产二次清宫术后阴道流血1月余。

患者于4月28日因稽留流产清宫术后宫内胎盘残留

行二次清宫手术后大出血，在外院予以血管栓塞止血，经输入新鲜血纠正贫血。血常规：HB6.0g/L，阴道出血从25/4出血至今未干净，淋漓不净，色暗红，口干，干咳，头晕乏力。纸垫上见暗红色少量的血迹。舌暗红无苔，裂纹舌，脉细弦。外院建议行第三次清宫，患者不愿接受而前来就诊，于13/5复查B超提示：宫内有残留血块。

**西医诊断**：产后出血。

**中医诊断**：产后出血。

**辨证**：气阴两虚兼有血瘀。

**治法**：补肾活血，益气养阴为法。

**处方**：加减当归补血汤合生脉散加减。

**方药**：黄芪20g，当归10g，桑叶10g，墨旱莲10g，女贞子10g，蒲黄炭10g，仙鹤草10g，太子参12g，麦冬10g，龟甲10g，黄柏10g，白芍10g。3付，日一付，水煎服。

治疗后排出血块样物，阴道出血色鲜红、量增多，复查B超：子宫内膜10mm。继续在上方的基础上去掉龟甲、黄柏加益母草，且加云南白药4g×1瓶，1g/次，一日四次，7剂后血止，在原方的基础上辨证治疗，患者分别于6月21日、7月21日经行，周期30天，经期4天干净，于10月28日因"孕43天，阴道少量流血3天"诊为"先兆流产"复诊，经治疗后于2014年6月20日足月分娩一健康女婴。

> **按语**：该患者由于肾气虚胚胎停育，瘀血停留，复因手术损伤冲任二脉而为瘀血，血不归经，而成恶露不绝。且因反复出血，耗气伤阴，阴液亏损，阴虚火旺，热迫血妄行，加重病情。治法：补肾益气养阴，化瘀止血。方药：加减当归补血汤合二至丸、生脉散的基础上加减，加减当归补血汤出自《傅青主女科》，组成：黄芪、当归、三七根末、桑叶。方中当归、黄芪大补气血，以蒲黄炭替代田七根末以止血活血，加入桑叶者，滋肾之阴，又有收涩之妙耳。在此基础上，因反复大出血，损伤气血阴精，阴虚火旺，故在此基础上，加二至丸和生脉散益气养阴，龟甲、黄柏养阴清热，而取得很好的疗效。

## 3. 产后身痛

### 【病例】产后身痛（风寒证）

郭某某，女，34岁，于2013年12月30日初诊。

**主诉**：产后44天，双上下肢关节疼痛15天。

**病史**：患者自述于11月17日顺产，产后15天开始出现双拇指牵扯痛，无力，以左手为甚，双膝关节酸痛，乳汁少，恶露已经干净2天，纳可，二便调。孕5产1，舌淡红，苔薄白，脉弦。

**中医诊断**：产后身痛。

**辨证**：风寒证。

**治法**：养血祛风，散寒祛湿。

**处方**：产后祛风汤（自拟方）。

**方药**：大风艾20g，五加皮20g，防风20g，细辛10g，川续断20g，桑寄生20g，鸡血藤20g，川芎10g。7付，日一付，水煎外洗。

　　**按语**：该患者产后出现关节疼痛属于中医的产

后身痛，俗称"产后风"。"产后风"多因产后百脉空虚，气血不足，卫阳不固，腠理不密，起居不慎，风寒湿邪乘虚而入，阻滞经脉，导致关节肌肉气血运行不畅所致。治法：祛风湿，温经活血，补肾健骨。用外治法可直达病所，祛邪外出而起疗效。方中大风艾、五加皮、防风、细辛祛风湿散寒邪，其中大风艾味辛、微苦，性微温，功能主治：祛风消肿、活血散瘀，用于风湿性关节炎，产后风痛，痛经。五加皮味辛、苦，性温，归肝、肾经，功能主治：祛风湿，补益肝肾，强筋壮骨，利水消肿，用于风湿痹病，筋骨痿软，小儿行迟，体虚乏力，水肿，脚气。《本草纲目》(【附方】新一：铁线草根五钱、五加皮一两、防风二钱为末）曰：男女诸风，产后风尤妙；防风祛风散邪；细辛温经散寒。川续断、桑寄生补肝肾强筋骨，鸡血藤、川芎养血活血，全方共奏祛风湿散寒邪，补肾强筋健骨，温经活血之功效。

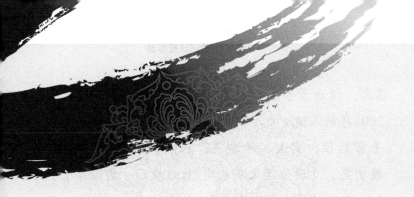

# 四、杂病

## 1.妇人腹痛

**【病例】**慢性盆腔炎（气虚血瘀证）

杨某某，女，26岁，于2014年3月20日就诊。

**主诉：**反复下腹部疼痛2年。

**病史：**患者自诉近两年来出现下腹疼痛，以右下腹为甚，腰骶胀痛，经行腹痛加重，神疲乏力，经前胸胁乳房胀痛，小便黄，大便溏泄，舌质暗红边有瘀点，苔白，脉沉弦。平素月经规律，周期26～35天，经期

3天，经血量多有块，末次月经3月8日。孕1产0，于2008年行人流1次。妇检：外阴正常，阴道畅，宫颈光，子宫后位，常大，活动差，压痛，右附件区增粗，压痛明显，左附件区未及包块。B超提示：右输卵管积水。

**中医诊断**：妇人腹痛。

**辨证**：气虚血瘀型。

**治法**：补中益气，行气化瘀。

**处方**：理冲汤加减。

**方药**：

（1）内服　黄芪20g，党参20g，白术10g，川楝子10g，白花蛇舌草10g，三棱10g，莪术10g，白芍20g，两面针10g，甘草10g。12付，日一付，水煎服。

（2）灌肠　丹参20g，十大功劳叶20g，三棱10g，莪术10g，两面针10g，白花蛇舌草10g，薏苡仁10g，没药10g。12付，日一付，浓煎100ml灌肠。

于2014年4月18日二诊：治疗后于2014年4月11日经行，周期33天，经行右下腹隐痛，经色暗，经量偏少，血块多，经期7天干净，神疲乏力，经前乳房胀痛缓解，舌质暗红边瘀点，苔白，脉沉弦。经治疗患者症状明显缓解，继续守上方出入治疗，中药内服：

自月经干净后开始服用20天。灌肠：12天为一疗程，连续治疗三个月。

于2014年8月13日复诊：于2014年8月8日经行，经行4天干净，经量中，经色鲜红，经行已无腹痛、腰酸，周期28天，经前已无乳房胀痛，时有经间期右下腹隐痛，精神好，夜寐尚可，二便调。舌暗红边有瘀点，苔白，脉细弦。妇检：外阴阴道正常，宫颈光，子宫后位，常大，活动，无压痛，右附件稍增厚，无压痛，左附件无异常。继续守方治疗3个月，患者腹痛缓解。

**按语**：患者因反复下腹疼痛2年就诊，属于中医的妇人腹痛。因分娩人流损伤气血，瘀血阻滞胞络，故下腹坠胀疼痛、痛引腰骶；经期胞宫满溢，瘀滞更甚，则疼痛加重；瘀血阻滞，气血运行不畅故月经量少；病久耗伤气血，中气不足则精神不振，疲乏无力，便溏；舌暗红、边有齿印，脉弦均为气虚血瘀之征。本病诊断为妇人腹痛，辨证为气虚血瘀，治法补中益气，行气化瘀，方选理冲汤加减治疗加外用灌肠。方中以北黄芪、党参、白术健脾益气，扶正培元；三棱、莪术破瘀散结；白芍、川楝子、白花蛇舌草、疏肝理气、活血化瘀，取输卵管属于少腹，归属于肝经之意；两面针清热解毒；甘草调和诸药。此方以三棱、莪术消冲脉之瘀血，又以参、芪护气血，使瘀血去而不至于损伤气血，且参、芪补气，得三棱、莪术以流通，则补而不滞，元气愈旺，元气既旺，愈能鼓舞三棱、莪术消癥痕之力，临证相得益彰。配合灌肠方清热解毒、活血消癥。故瘀血祛，气血运行通畅，则经调痛消。

## 2. 男子不育

**【病例】少、弱、畸形精症，女方胚胎停育（脾肾两虚证）**

周某某，男，27岁，于2013年10月11日初诊。

**主诉**：爱人胚胎停育1次，未避孕未孕2年。

**病史**：患者自述其妻子于2011年1月孕60天胚胎停育行清宫术，术后未避孕未孕已经2年。查精液分析：精子计数$15.886\times10^6$/ml，活力a+b=24.2%+24.2%，畸形率30%。染色体：正常。易汗出，乏力，腰酸、夜寐可，纳可，二便调。舌淡红、边有齿印，苔薄白，脉沉。

**西医诊断**：不育症。

**中医诊断**：不育症。

**辨证**：脾肾两虚。

**治法**：补肾填精，健脾益气。

**处方**：五子衍宗丸合四君子汤加减。

**方药**：黄芪20g，生党参20g，白术10g，枸杞子10g，覆盆子10g，菟丝子10g，何首乌20g，黄精10g，桑寄生10g，桑椹10g，甘草10g，浮小麦10g。7付，日一付，水煎服。

经治疗后，患者妻子末次月经9月28日，于11月15日因停经45天就诊，查尿HCG：阳性。诊断为早孕，经予以补肾安胎治疗后，现已经分娩1孩。

**按语**：患者未避孕未孕2年，妻子胚胎停育1次，属于中医的不育症。患者舌淡红、边有齿印，且易汗出，考虑为脾虚失于统摄，卫阳不能固外致汗出多，乏力，故表现为精子活力较低。患者脉沉说明肾气亏虚，不能摄精成孕故不孕，表现为少精；肾虚不能濡养其外府则腰酸。故本病诊断为不育症，辨证为脾肾两虚，治法为补肾填精、健脾益气，方选五子衍宗丸合四君子汤加减。方中黄芪、生党参、白术健脾益气；何首乌、黄精、枸杞子、桑椹补肾填精；覆盆子、桑寄生、菟丝子补肾壮阳；浮小麦归心经，止汗，合黄芪、党参健脾益气止汗；甘草调和诸药。全方共奏补肾健脾益气填精的功效，故肾气盛，脾气健旺，冲任气血充盛，则两精相合故有子。

## 3. 不孕症

### 3.1　肾虚证3例

**【病例1】不孕（肾虚证）**

徐某，女，31岁，于2014年9月24日初诊。

**主诉**：未避孕未孕2年。

**病史**：患者自诉婚后2年来，未避孕而未孕，平素月经34～35天一行，末次月经9月8日，经行5天干净，经量正常，有少量血块，经前下腹隐痛，经行腰痛。舌淡红，苔薄白，脉沉弱。孕0产0。2013年11月28日查性激素六项：FSH 3.24mIU/ml，LH 6.72mIU/ml，PRL 25.99ng/ml，P 0.59ng/ml，$E_2$ 150.0ng/ml，T 0.31ng/ml。AsAb（−），EmAb（−）。丈夫精液未检查。

**西医诊断**：不孕症。

**中医诊断**：不孕症。

**辨证**：肾虚证。

**治法**：补肾益气，温养冲任。

**处方**：毓麟珠加减。

**方药**：北黄芪20g，枸杞子10g，川续断10g，杜仲10g，菟丝子20g，白芍10g，白术10g，茯苓10g，鹿角胶10g（烊化），紫河车10g。15付，日一付，水煎服。

二诊（2014年10月15日）：患者停经37天，现经仍未行，查尿HCG（–），舌淡红，苔薄白，脉弦。考虑患者肾虚精血亏少，冲任不足，故血海不能按时满溢，治以养血活血，补肾调经，方选柴胡疏肝散加减。方药：当归10g，白芍20g，甘草10g，香附10g，川芎10g，鹿角霜10g，艾叶10g，益母草10g，牛膝10g，川续断10g，白术10g，丹参12g。7付，日一付，水煎服。

三诊（2014年10月24日）：月经周期第8天，患者末次月经10月17日，周期39天，经行5天干净，经量少，无痛经，夜间易醒，二便调。患者肾虚，故血海不能按时满溢，继续予补肾填精，养血调经，方选左归丸加减。方药：何首乌20g，白芍20g，川芎10g，菟丝子10g，枸杞子10g，车前子5g，鹿角胶10g（烊化），紫河车10g，川续断10g，杜仲10g，甘草10g。7付，日一付，水煎服。

四诊（2014年11月3日）：月经周期第17天，患者时觉下腹隐痛，喉间有痰。B超示子宫常大，Em 0.7cm，Rf 1.3cm×1.0cm，Lf 0.7cm×0.6cm。患者排卵期，考虑卵泡发育不良，治以补肾填精，养血调经，方选温胞饮加减。方药：巴戟天10g，甘草10g，白芍10g，当归10g，川芎10g，丹参10g，鹿角胶10g（烊化），枸杞子10g，菟丝子20g，白术10g，牡丹皮10g，淫羊藿（仙灵脾）10g。5付，日一付，水煎服。

五诊（2014年11月19日）：月经周期第7天，患者末次月经11月12日，周期25天，经行3天干净，经量极少，暗褐色，用护垫即可，现无特殊不适。舌淡红，苔薄白，脉沉弱。考虑患者月经量少为肾虚血海满溢不足所致，治以活血养血，补肾填精，方选左归丸加减。方药：鹿角胶10g（烊化），紫河车10g，白芍10g，山茱萸10g，枸杞子10g，覆盆子10g，当归10g，川芎10g，丹参10g，皂角刺10g。7付，日一付，水煎服。

六诊（2014年12月5日）：月经周期第23天，觉夜间易惊醒，小便黄，偶有左腰疼痛，考虑经前期，在补肾养阴基础上加活血通经之品，方药在上方基础加益母草10g、桃仁10g、牛膝10g。10付，日一付，水煎服。

七诊（2014年12月15日）：月经周期第7天，患者末次月经12月8日，周期26天，经行6天干净，经量少、色红，有痛经，有血块，纳可，睡眠欠佳，夜梦多，易惊醒，大便正常，每日1次，小便黄。脉沉弱。患者阴虚火旺，热灼津液，故月经色红量少，而有块；热扰心神，则夜间多梦而易醒，脉沉弱为肾虚之征象，治以滋阴补肾、固冲调经。方药：白芍20g，何首乌20g，熟地黄10g，枸杞子10g，覆盆子10g，鹿角胶10g（烊化），丹参10g，川续断10g，白术10g，淮山药10g，紫河车10g，甘草10g。7付，日一付，水煎服。

八诊（2014年12月24日）：月经周期第16天，现觉口干，喉中有痰，量多，痰色偏粉红，余无不适，纳可，睡眠欠佳，梦多，二便正常。舌嫩红，苔薄白，脉沉弱。考虑患者排卵后，在补肾养阴的基础上温肾壮阳、活血化瘀，方选二仙汤加减。方药：淫羊藿（仙灵脾）10g，巴戟天10g，何首乌20g，五味子5g，白芍10g，甘草10g，太子参10g，当归10g，丹参10g，鹿角胶10g(烊化)，麦冬10g。15付，日一付，水煎服。

九诊（2015年1月16日）：停经39天，经未行，觉腰痛，下腹隐痛，梦多，喉中有痰，无咳嗽，纳可，大便质中，小便色黄。查尿HCG：阳性。B超示宫内早孕，未见胎心。患者经治疗后，肾气充足，气血足以濡养胞宫，方能摄精成孕，孕后予补肾健脾安胎，方选寿胎丸合四君子汤加减。方药：菟丝子10g，川续断10g，桑寄生10g，甘草10g，白术10g，茯苓10g，阿胶10g（烊化），黄芩10g，淮山药10g，白芍10g，石斛10g。7付，日一付，水煎服。

十诊（2015年1月26日）：孕7周，觉腰痛，无阴道流血及腹痛，纳可，梦多，二便调。舌淡红，苔薄白，脉细滑。1月16日查：P 21.64ng/ml，HCG 5215.19IU/ml。今B超检查：宫内早孕，见胎心，孕囊边见有少量积液。考虑为先兆流产，为肾虚不能系胎所致。治之滋阴补肾、固冲安胎，方选寿胎丸加减。方药：菟丝子10g，枸杞子10g，川续断10g，当归身10g，太子参20g，桑寄生10g，阿胶（烊化）10g，桑叶10g。7付，日一付，水煎服。

十一诊（2015年2月6日）：孕2月，时有恶心呕吐，自觉左手时常麻木，寐欠佳，梦多，无腹痛，无阴道流血，无腰酸，无头晕乏力，纳可，尿稍频，大便正常。舌淡红，苔薄白，脉滑。B超示宫内早孕，见胚芽、胎心。考虑患者脾肾两虚，予以健脾补肾安胎，方选寿胎丸加减安胎。方药在上方基础上加白术10g，砂仁5g（后下）。7付，日一付，水煎服。

十二诊（2015年2月15日）：孕2月余，无不适，舌淡红，苔薄白，脉细滑。继续治以养血补肾、固冲安胎，方选当归芍药散合寿胎丸加减。方药：当归身10g，白芍10g，熟地黄10g，桑寄生10g，川续断10g，阿胶10g（烊化），菟丝子10g，白术10g，茯苓10g，甘草10g。14付，日一付，水煎服。

**按语**：患者未避孕未孕2年，诊断为不孕症。患者舌淡红，脉沉弱考虑为肾阳不足，冲任虚衰，胞脉失养，不能摄精成孕，故不孕；肾虚精少，冲任不足，血海不能按时满溢，故经行错后；肾虚不能濡养外府故腰酸。故本病属于不孕症，辨证属肾阳虚。治法补肾益气、温阳冲任，方选毓麟珠加减。方中北黄芪、茯苓、白术益气健脾，川续断、杜仲补肾温阳，鹿角胶、紫河车、枸杞子、菟丝子、白芍补肾填精固冲。全方共奏补肾养血，固冲调经之效。经治疗，患者肾气充实，脾气健旺，气血运行通畅，故经调，冲任气血能凝精成孕。因患者孕后出现腰酸，B超提示孕囊边见有少量积液，考虑肾气虚所致的胎动不安，予以寿胎丸合当归芍药散加减治之，以达补肾养血，固冲安胎之效，则气血充盛，胎有所养。

## 【病例2】不孕、月经过少（肾虚型——内膜薄）

覃某，女，32岁，于2013年9月11日就诊。

**主诉**：月经量少1年半，未避孕未孕1年。

**病史**：患者自诉1年前开始出现月经量少，2～3天干净，末次月经9月6日，2天干净，经色暗红，有血块，平素月经周期27～41天，时觉腰酸，舌淡暗，少苔，脉细弦。孕3产0，8年前因葡萄胎行清宫术，去年3月孕3⁺月胚胎停育自然流产行清宫术。

**中医诊断**：①月经过少；②不孕症。

**辨证**：肾虚证。

**治法**：补肾益精，养血调经。

**处方**：左归丸加减。

**方药**：何首乌20g，龟甲10g，甘草10g，当归10g，鹿角胶10g（烊化），紫河车10g，川续断10g，菟丝子10g，枸杞子10g，覆盆子10g，麦冬10g，淮山药10g。10付，日一付，水煎服。

二诊（2013年9月25日）：月经周期第20天，无不适，今B超示：Em 6mm。舌淡黯，苔薄白，脉沉细。考虑月经前期内膜较薄予以补肾壮阳，加活血化瘀的丹参、血竭。处方：何首乌20g，当归10g，川芎10g，白芍20g，鹿角胶10g（烊化），紫河车10g，血竭5g，茯苓10g，甘草10g，川续断10g，巴戟天10g，丹参12g，菟丝子10g。12付，日一付，水煎服。

三诊（2013年10月17日）：月经周期第12天，末次月经10月5日，量偏少，3天干净，周期29天。大便溏烂，日行2～3次，舌淡苔薄白，脉细弦。今行B超：Em 5mm，Lf 15mm×10mm。考虑排卵期，子宫内膜较薄，根据舌淡为脾肾阳虚的表现，予以补肾健脾、温阳填精补血以助经血生化之源，加行气活血的香附、鸡血藤，因大便溏烂加山楂炭健脾。方药：白芍10g，白术10g，淫羊藿（仙灵脾）10g，仙茅10g，甘草10g，鸡血藤10g，当归10g，香附10g，川续断10g，何首乌20g，龟甲10g，山楂炭10g，鹿角胶10g（烊化）。15付，日一付，水煎服。

四诊（2013年11月15日）：停经40天经未行，末次月经10月5日，现觉右少腹抽痛，腰酸胀，大便溏烂，日行2～3次，舌淡红，苔薄白，脉细滑。血HCG：608.3U/L，孕酮16.4μg/L。妇科B超：子宫、附件未见异常，内膜12mm。考虑患者有不良妊娠史，现出现胎动不安为脾肾气虚所致，予以补肾健脾益气安胎的寿胎丸合四君子汤加减治疗。方药：白芍10g，白术10g，菟丝子10g，续断10g，阿胶10g（烊化），生党参12g，太子参10g，茯苓10g，甘草10g，麦冬10g，鸡蛋花10g，砂仁5g（后下）。7付，日一付，水煎服。

五诊（2013年11月20日）：停经45天，下腹牵扯痛，大便溏烂，日行1～2次，无阴道流血。查血：HCG 1489.91U/L，P 34.47μg/L，舌淡红，苔薄白，脉细滑。继续予健脾益气、补肾安胎，方药：白术10g，茯苓10g，生党参20g，甘草10g，菟丝子20g，阿胶

10g（烊化），白芍20g，鸡血藤10g，砂仁5g（后下）。7付，日一付，水煎服。在此基础上守方出入治疗，患者11月30日B超提示宫内早孕，现已经分娩1孩。

**按语**：患者因月经量少、未避孕未孕1年就诊，属于中医的月经过少、不孕。根据患者有葡萄胎清宫术、胚胎停育史，结合觉腰酸、舌淡暗、少苔、脉细，考虑患者为肾虚所致。患者因先天禀赋不足，肾气亏虚，精血不足，冲任血海亏虚以致经量渐少；肾虚不能系胎，胎元不固故出现屡孕屡堕；肾虚不能濡养外府则腰酸；肾虚冲任虚衰，不能摄精成孕，故不孕；舌淡苔薄白，脉细为肾精亏虚的表现。本病属月经过少、不孕症，证属肾虚型。治则补肾益精，养血调经。方选左归丸加减。方中当归、何首乌、麦冬养血益精；山药健脾益气，以资气血生化之源；菟丝子、川续断、枸杞子、覆盆子温肾阳，强腰膝；龟甲、鹿角胶补阴助阳以养任督二脉；甘草调和诸药。并结合月经周期治疗，经前期养血活血通经，经后期补肾养阴，排卵后补肾助阳，使肾气盛，气血调，冲任充，血海如期满溢，故经调得子嗣。孕后结合治未病的原则，未病先防，予以补肾健脾益气安胎的寿胎丸合四君子汤加减治疗，使得肾气盛，脾气健，胎元健固故有子。

## 【病例3】不孕（肾虚型）——IVF失败1次——中医助孕IVF安胎成功

玉某某，女，33岁，于2013年9月6日初诊。

**主诉**：未避孕未孕5年，拟明天辅助生育技术胚胎移植，要求中药安胎。

**病史**：患者自诉婚后未避孕未孕5年，既往月经规则，周期28～30天，经期3～4天干净，经量中等，经色暗红，无痛经，末次月经8月14日。于2013年2月行造影提示：双输卵管堵塞。于2013年7月行辅助生育技术助孕失败1次，拟于明天行辅助生育技术胚胎移植，要求中药安胎。孕1产0，人流1次。舌红苔薄白，脉弦。

**西医诊断**：不孕。

**中医诊断**：不孕症。

**辨证**：肾虚证。

**治法**：补肾健脾，养阴清热。

**处方**：寿胎丸加减。

**方药**：菟丝子10g，桑寄生10g，川续断10g，阿胶10g（烊化），白术10g，茯苓10g，黄芩10g，麦冬10g，石斛10g，甘草10g。14付，日一付，水煎服。

二诊（2013年9月23日）：现患者移植胚胎后第16天，少腹牵扯疼痛，疲倦乏力，无阴道流血，纳寐尚可，大便溏，小便黄。舌淡红边有齿印，苔薄白，脉细滑。 于19/9查 血：$\beta$-HCG1194mIU/ml，P143.5nmol/L。考虑疲倦乏力为气阴两虚所致，在上方基础加太子参10g益气养阴。7付，日一付，水煎服。

三诊（2013年9月30日）：现患者移植后3周，觉恶心、呕吐，喉间有痰，少腹牵扯感，无阴道流血，脉细滑，于26/9行B超检查：提示见孕囊及胚芽，未见胎心。舌淡红，苔薄白，脉细滑。考虑患者脾胃虚弱，脾失健运，胃气上逆，予以治病与安胎并举，在补肾安胎的基础上健脾和胃，予以寿胎丸合六君子汤加减，处方：白术10g，茯苓10g，生党参10g，菟丝子10g，川续断10g，桑寄生10g，葫芦茶10g，陈皮10g，法半夏10g，甘草10g，砂仁5g。15付，日1付，水煎服。

四诊（2013年10月16日）：现患者移植后5周，觉恶心、呕吐、纳差，舌淡红，苔薄白，脉细滑。于10月3日行B超检查：提示宫内早孕，见孕囊、胚芽及胎心。继续守上方治疗。15付，日1付，水煎服。

> **按语：** 该患者婚后不孕5年，属于中医学的"不孕"。孕后出现下腹坠胀属于中医的胎动不安。该患者舌红苔薄白，而脉弦，属于肾阴亏虚，精血不足，不能摄精成孕则婚久不孕。故病机为肾阴虚证。根据中医治未病的原则，移植后予以健脾益气，补肾安胎治疗，方选寿胎丸加减治疗。方中菟丝子补肾益精，固摄冲任，肾旺自能萌胎，故重用菟丝子为君；桑寄生、续断补益肝肾，养血安胎为臣；阿胶补血为佐使，四药合用，共奏补肾养血，固摄安胎之效；加白术、茯苓健脾益气，以后天补

先天，生化气血以化精，先后天同补，加强安胎之功。因孕后阴血下注养胎，易出现阴血血热，热扰冲任，胎元不固，故在补肾安胎益气的基础上加上黄芩、麦冬、石斛养阴清热安胎。在此基础上，孕后患者恶心、呕吐，纳差，舌淡红，苔薄白，考虑为脾胃虚弱，胃气上逆所致，故在补肾安胎的基础上加健脾和胃、降逆止呕之六君子汤、葫芦茶、砂仁和中醒脾，条畅气机，经治疗后诸症缓解，肾气得补，脾气健旺，血海充实，气血升降有度，胎气自安。

##  3.2　肾阳虚证1例

### 【病例4】不孕症、月经后期（肾阳虚证）

王某某，女，27岁，于2013年8月19日初诊。

**主诉**：月经周期推后10余年，婚后未避孕未孕2年。

**病史**：患者自诉月经13岁初潮，周期37～42天，经期 5 ~ 7 天，末次月经 8 月 3 日，3 天干净，经量偏少，前次月经 5 月 31 日，周期 63 天。腰酸腿软，纳可，寐欠佳，二便调。舌淡黯，苔薄白，脉沉。妇检：子宫附件未见异常。孕 0 产 0。

**中医诊断**：① 月经后期；② 不孕症。

**辨证**：肾阳虚证。

**治法**：滋肾养血，调补冲任。

**处方**：艾附暖宫丸加减

**方药**：巴戟天 10g，淫羊藿（仙灵脾）10g，当归 10g，白芍 10g，川芎 5g，赤芍 10g，丹参 12g，石斛 10g，麦冬 10g，川续断 10g，甘草 10g，香附 10g，艾叶 10g。12 付，日一付，水煎服。

二诊（2013 年 9 月 2 日）：停经 49 天经未行，无不适，纳可，二便调。舌淡红，苔薄白，脉细滑。查血：HCG 9667.77mIU/ml，P 18.44ng/ml。考虑已经妊娠，予以补肾安胎之寿胎丸加减治疗，处方：党参 15g，白术 10g，茯苓 10g，菟丝子 15g，川续断 15g，桑寄生 15g，枸杞子 10g，甘草 10g，白芍 20g。10 付，日一付，水煎服。

**按语**：患者月经初潮后即出现月经周期推后、不避孕不孕2年，属于中医的月经后期、不孕症。根据患者的舌淡黯，苔薄白，脉沉，考虑患者肾阳不足，由于肾虚冲任虚衰不能摄精成孕，出现不孕；肾精亏虚，冲任血海空虚不能按时满溢故月经后期；舌淡黯、苔薄白、脉沉均为肾虚的表现。故本病诊断为月经后期、不孕症，辨证为肾阳虚证，治则滋肾养血，调补冲任。方选艾附暖宫丸加减，方中艾叶、香附温经散寒；当归、白芍、川芎补血养血，以资后天气血生化之源；巴戟天、淫羊藿（仙灵脾）补益肾阳；石斛、麦冬补养阴血；丹参、赤芍养血活血，甘草调和诸药。全方补肾温阳行气，养血精血，冲任气血充盛，故有子。孕后由于肾虚胎元不固则出现胎动不安，治以寿胎丸合四君子补肾益气安胎。寿胎丸出自《医学衷中参西录》，具有补肾安胎功效，主治肾虚滑胎，及妊娠下血，胎动不安，胎萎不长者。方中菟丝子补肾益精，肾旺自能萌胎；桑寄生、续断补肝肾，固冲任，使胎气强壮；阿胶滋养阴血，加用四君子健脾益气，使得肾气盛，气血旺，则胎自安。

##  3.3 肾阴虚证

### 3.3.1 自然妊娠3例

【病例5】不孕（肾阴虚）——IVF失败——自然妊娠

杨某某，女，28岁，于2015年1月9日就诊。

**主诉：**未避孕未孕2年

**病史：**患者自诉2012年开始未避孕未孕，月经14岁初潮，周期28～30天，经期5天，经量中等，经色鲜红，末次月经12月5日，经行第5天，现经量少，经色红质地稠厚，时五心烦热，盗汗，纳寐可，二便调。舌红，苔少，脉细弦。于2014年2月行辅助生殖技术助孕取卵20个，配成2个鲜胚，于4月移植未成功。孕0产0。B超检查卵泡有成熟卵泡，HSG提示：双侧输卵管通畅。丈夫精液分析：正常。

**西医诊断：**原发性不孕。

**中医诊断：**不孕症。

**辨证：**肾阴虚证。

**治法：**滋肾养阴，调补冲任。

**处方**：大补阴丸加减。

**方药**：知母10g，龟甲10g，熟地黄10g，黄柏10g，荷叶10g，白芍10g，茯苓10g，甘草10g，山茱萸10g，枸杞子10g。15付，水煎服，日一付。

于2015年1月23日二诊：现月经周期第18天，于1月5日经行，经行5天干净，经量中，无痛经，纳可，睡眠欠佳，二便调。舌红，苔少，脉细弦。因排卵后期，在补肾养阴的基础上酌加补肾助阳之品，在上方基础去茯苓、白芍、山茱萸，加生地黄、覆盆子、菟丝子、续断。处方：知母10g，龟甲10g，黄柏10g，熟地黄10g，生地黄5g，何首乌10g，川续断10g，甘草10g，枸杞子10g，荷叶10g，覆盆子10g，菟丝子10g。15付，水煎服，日一付。

于2015年2月9日三诊：于2月6日经行，现经行第3天，经量中等，经色鲜红，无痛经，周期31天，夜寐欠佳，纳可，二便调。舌红苔薄白，脉细弦。经后期予以补肾养阴，方选大补阴丸加减，处方：龟甲10g，知母10g，熟地黄10g，生地黄10g，何首乌10g，枸杞子10g，川续断10g，黄柏10g，香附10g，白芍10g，覆盆子10g，菟丝子10g。15付，日一付，水煎服。

于2015年3月2日四诊：月经周期第25天，夜寐欠佳，余无不适，舌红暗，苔薄白，脉细弦。考虑经前期，补肾养血活血调经，方选大补阴丸合四物汤加减。处方：龟甲10g，知母10g，黄柏10g，熟地黄10g，枸杞子10g，白术10g，当归10g，川芎10g，菟丝子10g，何首乌20g。7付，日一付，水煎服。

于2015年3月9日五诊：于3月7日经行，经量中，无痛经，现经行第3天，经量不多，经色淡红，周期29天，夜寐欠佳，腰酸，纳可，二便调。舌红暗，苔薄白，脉细弦。考虑经后期，予以补肾养阴，方选左归丸加减。处方：何首乌10g，山茱萸10g，甘草10g，龟甲10g，知母10g，黄柏10g，北黄芪20g，熟地黄10g，枸杞子10g，菟丝子10g，当归10g，白芍10g，鹿角胶10g（烊化），丹参10g。15付，日一付，水煎服。

于2015年3月23日六诊：现月经周期第17天，于月经周期第14天B超监测右卵巢见成熟卵泡，现无不适，纳寐可，二便调。考虑排卵期有成熟卵泡，予以寿胎丸加减补肾健脾助孕安胎。处方：菟丝子10g，川续断10g，杜仲10g，当归10g，白芍10g，白术10g，茯苓10g，桑寄生10g，阿胶10g（烊化），荷叶10g。

15付，日一付，水煎服。

于2015年4月8日七诊：停经32天经未行，觉偶有腰酸，无腹痛，夜寐欠佳，纳可，二便调。尿HCG阳性，血$\beta$-HCG1471IU/L；P141.50nmol/L。舌红苔薄白，脉细弱。考虑肾虚引起胎动不安，予以补肾健脾，益气安胎，方选寿胎丸加减。处方：黄芪10g，太子参10g，山药10g，白术10g，菟丝子10g，川续断10g，桑寄生10g，白芍10g，当归身10g，甘草10g，茯苓10g，阿胶10g。15付，日一付，水煎服。

于2015年4月23日八诊：孕47天，偶有恶心欲吐，无腹痛以及腰酸，无阴道流血，纳差，夜寐欠佳，二便调。B超提示宫内早孕，见胎心、胎芽。继续守方出入治疗1月，患者无不适，定期产检。

**按语**：患者因"未避孕未孕2年"来就诊，属于中医的不孕症，结合其月经量少、色红质稠、五心烦热、盗汗、舌红苔少、脉细弦等情况，考虑是由肾阴虚引起的不孕症。肾阴亏损，精血不足，冲任空虚，不能凝精成孕故不孕，月经量少；阴虚内热，虚火上扰，则色红质稠，五心烦热，盗汗。舌红，苔少，脉细弦为阴虚内热之征。该病辨证为肾阴虚型，治以补肾养阴，调补冲任为主，选用大补阴丸加减，方中用熟地黄、龟甲滋阴潜阳，壮水制火，即所谓培其本。以黄柏苦寒泻相火以坚阴，知母苦寒而润，上能清胃热，下能滋肾水，与黄柏相须，苦寒降火，保存阴液，平抑亢阳，即所谓清其源，以白芍养血滋阴柔肝，山茱萸、枸杞子滋肾养阴生津，配以荷叶清透虚热。全方共奏滋肾养血、调补冲任之功，以达到调经种子之效。傅氏认为"此方之用，不特补血，而纯于填精，精满则子宫易于摄精，血足则子宫易于容物，皆有子之道也。"二诊时，患者已经规律用大补阴丸滋肾养阴治疗两个月经周期，测排卵已见成熟卵泡，给予寿胎丸加减补肾养血、固肾安胎。方中菟丝子补肾益精，固摄冲任，肾旺自能荫胎；桑寄生、川续断补益肝肾，养血安胎；阿胶补血；加当归、白芍养血和血柔肝；黄芪、太子参健脾益气；茯苓、白术健脾以益生化之源；使气血充沛，运行调畅，以收安胎之效。

## 【病例6】不孕症（肾阴虚证）FSH高

刘某某，女，37岁，于2015年6月24日就诊。

**主诉**：经行腹痛2年，未避孕未孕1年。

**病史**：患者自诉2年前开始出现经行腹痛，月经周期提前，周期24～25天，经量中等，有血块，经行下腹痛，以第1～2天痛甚，经期5～7天，末次月经6月15日。于2015年3月因"子宫内膜息肉"在宫腔镜下行宫内膜息肉摘除术。觉腰酸，口干，纳寐可，二便调，舌暗红，苔黄腻，脉细弱。孕0产0。性激素：FSH 19IU/L，余正常。丈夫精液分析正常。

**西医诊断**：不孕症。

**中医诊断**：① 不孕症；② 痛经。

**辨证**：肾阴虚夹湿热瘀结证。

**治法**：养阴清热，活血化瘀。

**处方**：大补阴丸合三妙散加减。

**方药**：龟甲10g，知母10g，黄柏10g，熟地黄10g，生地黄10g，苍术10g，薏苡仁10g，淮山药10g，白术10g，川楝子10g，九香虫10g，五灵脂10g。共15付，日一付，水煎服。

二诊（2015年7月10日）：于7月9日经行，周期25天，经量中等，经色暗红，有血块，经行第一天下腹痛，块出痛减，现经行第2天，经量中等，纳寐可，二便调。舌红苔黄腻，脉细弦。今查性激素六项：FSH 11.51IU/L，LH 5.49IU/L，PRL 11.92ng/ml，$E_2$ 20.18pg/ml，P 0.49ng/ml，T 0.19ng/ml。治疗后FSH已经降至基本正常，考虑经行期，经后补肾养阴，继续守方加减治疗。方药：龟甲10g，知母10g，黄柏10g，熟地黄10g，生地黄10g，苍术10g，薏苡仁10g，淮山药10g，山茱萸10g，川楝子10g，九香虫10g，枸杞子10g，地骨皮10g。共10付，日一付水煎服。

三诊（2015年7月20日）：月经周期第12天，无不适，舌红苔黄腻，脉细弦。考虑排卵期，在补肾养阴的大补阴丸基础上促卵泡发育，方药：龟甲10g，知母10g，黄柏10g，熟地黄10g，山茱萸10g，淮山药10g，菟丝子10g，枸杞子10g，生地黄10g，地骨皮10g，川楝子10g，墨旱莲10g。共15付，日一付，水煎服。

四诊（2015年8月5日）：月经周期第26天，原月经周期25天，觉下腹坠胀，偶有腰酸，纳寐可，大便干，小便黄。舌红苔黄腻，脉细滑。尿HCG：阳性。
考虑血热所致胎动不安，予以补肾养阴、清热安胎的
保阴煎加减。处方：续断10g，桑寄生10g，菟丝子
10g，白芍10g，阿胶10g（烊化），川楝子10g，黄柏
10g，当归10g，茯苓10g，甘草10g，熟地黄10g，石
斛10g。7付，日一付，水煎服。

　　五诊（2015年8月7日）：月经逾期4天至，今早6
点觉下腹拘急疼痛、坠胀，自行缓解，偶有腰酸，无
阴道流血，纳寐可，大便干，小便黄。舌红苔黄腻，
脉细滑。考虑妊娠腹痛为脾失健运，气机不畅所致，
在补肾养阴、清热安胎基础上加健脾行气之品，在上
方的基础去白芍、熟地黄加砂仁5g（后下），木香10g，
白术10g，山药10g。10付，日一付，水煎服。经治疗
患者无腹痛、阴道流血，2周后B超提示宫内早孕，已
经立产卡定期产检。

　　**按语**：该患者因婚后不孕、痛经就诊，属于中
医的不孕症、痛经。患者因先天禀赋不足，肾气亏
虚，精血不足，冲任血海亏虚以致阴血血热，热

迫血妄行则月经周期提前；肾虚不能濡养外府则腰酸；肾精不足，虚热内生，上扰心神出现失眠多梦；舌红为肾精亏虚的表现。患者有痛经，有血块，舌暗红，脉弦说明患者有瘀血，瘀阻冲任，不通则痛。而且患者舌红苔黄腻说明有湿热，为脾胃失于健运，不能运化水湿，郁而化热所致。故本病诊断为不孕症、痛经；辨证为肾阴虚夹湿热瘀结证；治法补肾养阴，清热祛湿，活血化瘀；处方选大补阴丸合三妙散加减。方中龟甲、熟地黄、生地黄滋肾养阴补血；黄柏、知母清热泻火；山药、白术健脾益气以资气血生化之源，并助脾健运祛湿；黄柏、薏苡仁、苍术清热祛湿；川楝子、九香虫、五灵脂理气止痛，活血化瘀；甘草调和诸药。并结合调周治疗，经后期补肾养阴，排卵期加菟丝子等补肾助阳，共奏补肾益精，清热祛湿之效，肾阴充足，冲任气血充盛故有子。孕后考虑阴虚血热损伤冲任，胎元不固导致胎动不安，故予以补肾养阴、清热安胎的保阴煎治疗，使得湿热祛，肾气盛以系胎，冲任阴血充足以养胎则胎安。

## 【病例7】月经后期、不孕（PCOS）——肾阴虚证

韦某某，女，29岁，于2013年4月8日就诊。

**主诉**：月经后期3年，未避孕未孕2年。

**病史**：患者自述3年前开始出现月经后期（40～50天），末次月经于3月25日经行，6天干净，经量中、色红，有血块不多，经来腹痛不重，未避孕未孕2年，体瘦，腰酸，夜尿多，舌红，苔黄，脉沉细弱。B超：双卵巢多卵泡，未见优势卵泡。G0P0。

**西医诊断**：① 不孕症；② 多囊卵巢综合征。

**中医诊断**：① 不孕症；② 月经后期。

**辨证**：肾阴虚。

**治法**：补肾养阴调经。

**处方**：左归丸加减。

**方药**：当归10g，川芎10g，白芍20g，白术10g，茯苓10g，墨旱莲10g，女贞子10g，菟丝子20g，山茱萸10g，甘草10g，何首乌20g，鹿角胶10g。14付，日一付，水煎服。

二诊（2013年4月26日）：月经周期第31天，经

未行，偶有腰酸，夜尿1～2次，舌暗红苔薄白，脉沉细。脉沉细考虑肾阳虚，治以补肾健脾温阳通经。处方：巴戟天10g，淫羊藿（仙灵脾）10g，仙茅10g，甘草10g，生党参12g，丹参12g，牡丹皮10g，白术10g，茯苓10g，鹿角胶10g（烊化），牛膝10g，益母草10g。7付，日一付，水煎服。

三诊（2013年5月10日）：月经周期第3天，于5月8日经行，经量中，现月经基本干净，周期40天，腰酸缓解，舌红苔薄白，脉沉细。血性激素6项基本正常。考虑经后期予以补肾养阴调经，处方：山茱萸10g，何首乌20g，当归10g，白芍10g，生党参12g，甘草10g，川续断10g，香附10g，巴戟天10g，龟甲10g，鹿角胶10g（烊化），枸杞子10g。15付，日一付，水煎服。

四诊（2013年5月24日）：月经周期第18天，B超：Em 8mm，双卵巢囊性改变，未见卵泡。舌红苔薄白，脉细。考虑排卵后，予以补肾健脾温阳治疗，处方：当归10g，白芍20g，白术10g，茯苓10g，菟丝子20g，枸杞子10g，覆盆子10g，杜仲10g，桑寄生10g，鹿角胶10g（烊化）。15付，日一付，水煎服。

五诊（2013年6月7日）：月经周期第3天，于6月5日经行，周期30天，经量中，今未净，无不适，舌暗苔薄白，脉细弱。考虑经后期予以补肾养阴调经，处方：当归10g，白芍10g，山茱萸10g，何首乌20g，桑寄生10g，鹿角胶10g（烊化），白术10g，茯苓10g，甘草10g，紫河车10g。12付，日一付，水煎服。

六诊（2013年6月20日）：月经周期第15天，2天前B超：内膜厚4mm，卵巢两个卵泡7mm×6mm，舌暗苔薄白，脉细弱。考虑多囊卵巢综合征，现排卵期卵泡发育不良，予以补肾养阴壮阳之左归丸加减，处方：菟丝子20g，覆盆子10g，枸杞子10g，淫羊藿（仙灵脾）10g，仙茅10g，甘草10g，紫河车10g，龟甲10g，白芍20g，当归10g，牡丹皮10g，香附10g。15付，日一付，水煎服。

七诊（2013年7月21日）：月经周期第10天，于7月11日经行，周期36天，经量中，6天干净，无不适，舌暗红苔薄白，脉细弱。经治疗患者月经周期基本恢复正常，B超监测卵泡发育不良，经后期守6月7日方、排卵后守6月20日方出入治疗。

于2013年11月20日复诊：停经74天，末次月经9

月6日，周期55天，近2天觉下腹隐痛，腰酸，口干，有便意感，舌暗红，脉细滑。于12/11、16/11自测尿HCG：阳性。于17/11外院查血：HCG866.0mIU/ml，P 27.29ng/ml。考虑肾阴虚血热所致胎动不安，予以补肾养阴，清热安胎之寿胎丸合保阴煎加减，处方：菟丝子10g，川续断10g，桑寄生20g，阿胶10g（烊化），石斛10g，墨旱莲10g，白术10g，黄芩10g，甘草10g，白芍20g，麦冬10g。7付，日一付，水煎服。在此基础加减治疗2个月，于1月17日B超检查提示：宫内单活胎，相当于孕14周，孕期定期产检。

**按语：** 患者月经周期推后、未避孕未孕2年，属于中医的月经后期、不孕症。多囊卵巢综合征为卵巢呈多囊样改变，没有排卵，治疗的目的是恢复月经周期，促进其有成熟卵泡和排卵。根据患者的舌红、苔薄白、脉沉细弱考虑患者为肾虚，肾气虚，冲任虚衰不能摄精成孕，出现不孕；肾虚不能濡养其外府，故腰酸；舌红，苔薄白，脉沉细弱为肾虚之征象。治法予以补肾养阴调经，方选左归丸加减，方中鹿角胶、山茱萸、紫河车补肾助阳而益精气；巴戟天、淫羊藿（仙灵脾）温肾壮阳以促肾精助卵泡发育，当归、白芍养血调经；川芎、香附疏肝理气调经；并结合月经周期治疗，经后补肾养阴，排卵期卵泡发育不良在补肾养阴填精的基础上加温肾壮阳活血之巴戟天、五子衍宗丸等，填精益髓。经治疗，共奏温肾助阳、填精助孕之效，使精血充足，冲任得养，胎孕乃成。孕后补肾健脾益气安胎，故肾气盛，气血旺，则胎自安。

### 3.3.2　IVF妊娠7例

**【病例8】不孕、月经后期（肾阴虚型）——IVF中医助孕成功**

包某某，女，34岁，于2015年2月11日就诊。

**主诉**：婚后未避孕未孕5年，月经周期推后2年。

**病史**：患者既往月经后期，周期45～50天，自2014年开始出现月经3月不行，每次均需黄体酮用药后经行，末次月经1月29日，6天干净，现月经周期第

13天，拟于2015年5月行辅助生育技术（IVF）助孕，现要求中药调理。丈夫弱精。孕1产0，于去年12月行IVF助孕，孕40天稽留流产。有甲亢病史，舌红，苔少，脉细弱。

**中医诊断**：① 不孕症；② 月经后期。

**辨证**：肾阴虚证。

**治法**：补肾填精，养阴调经。

**处方**：左归丸合大补阴丸加减。

**方药**：知母10g，龟甲10g，黄柏10g，熟地黄10g，太子参10g，山茱萸10g，黄芪20g，枸杞子10g，菟丝子10g，紫河车10g。15付，日一付，水煎服。

二诊（2015年3月13日）：月经周期第4天，于3月10日经行，今未净，量少，色鲜红，周期40天，经前内膜6mm，目前在用妈富隆周期治疗，下月拟行IVF助孕。舌红，苔少，脉沉细。考虑经后期，予以补肾养阴，处方：甘草10g，白芍10g，当归10g，川芎10g，熟地黄10g，覆盆子10g，鹿角胶10g（烊化），紫河车10g，淫羊藿（仙灵脾）10g，山茱萸10g。15付，日一付，水煎服。

三诊（2015年4月8日）：月经周期第4天，于4月

5日经行，周期26天，经量可，经色鲜红，今未净，纳寐可，口干。舌红边有齿印，苔少，脉沉细。考虑经后期予以补肾填精，处方：当归10g，川芎10g，熟地黄10g，白芍10g，山茱萸10g，甘草10g，鹿角胶10g（烊化），菟丝子10g，枸杞子10g，覆盆子10g，何首乌10g，太子参10g。10付，日一付，水煎服。

四诊（2015年6月12日）：于20/5移植，孕37天，无不适，脉细滑，舌红。查血：HCG 8744IU/L，P 66ng/ml。考虑孕后，予以补肾益气安胎的寿胎丸加减，处方：菟丝子10g，枸杞子10g，覆盆子10g，桑寄生10g，续断10g，阿胶10g（烊化），白术10g，茯苓10g，甘草10g，太子参10g，黄芪20g。7付，日一付，水煎服。

五诊（2015年6月19日）：孕44天，尿多，余无不适。舌红苔薄白，脉细滑。查血：HCG 29182.96IU/L，P 60.4ng/ml。于6月16日B超：宫内妊娠，见胚芽、胎心。守上方加石斛10g。7付，日1付，水煎服。

六诊（2015年6月26日）：移植后38天，下腹隐痛、阴道流血1天，量少，咖啡色，口干，乏力，恶心欲吐，晨起口苦，大便艰难。考虑孕后阴血下聚养胎予以养阴清热安胎。处方：菟丝子10g，阿胶10g（烊化），川续断10g，桑寄生10g，甘草10g，白术10g，茯苓10g，石斛10g，麦冬10g，桑叶10g，墨旱莲10g，黄芩10g。4付，日1付，水煎服。

七诊（2015年7月1日）：经治疗，患者已经无腹痛以及阴道流血，觉恶心欲吐，纳差，二便调。舌红苔薄白，脉细滑。于30/6行B超检查提示：宫内早孕，见胎心、胎芽。继续在上方出入治疗2周，病情稳定。

**按语**：该患者婚后不孕5年，而且月经后期，属于中医学的"不孕，月经后期"。该患者舌红，苔黄，而脉细弱，属于肾阴亏虚，精血不足，冲任血海匮乏，月经后期；阴虚血少，不能摄精成孕则婚久不孕。故病机为肾阴虚证。治法：滋肾养血，调补冲任。方药予以大补阴丸合左归丸进行加减以养血，滋补肾阴，配补阳药，阳中求阴，则阴得阳升而泉源不绝。方中知母、黄柏清热泻火，龟甲、熟地黄、山茱萸、枸杞子、菟丝子补肾填精，太子参、黄芪健脾益气以资气血生化之源，且加用紫河车、鹿角胶等血肉有情之品，调补肾之阴阳的同时，又使任督相通，一身阴阳脉气平衡协调，还兼通补奇经，以达调经种子之效。移植后予以健脾益气、补肾安胎治疗，方选寿胎丸合四君子丸加减治疗，方中菟丝子补肾益精，固摄冲任，肾旺自能萌胎，故重用菟丝子为君；桑寄生、续断补益肝肾，养血安胎为臣；阿胶补血为佐使，四药合用，共奏补肾养血，固摄安胎之效；加四君子汤、黄芪健脾益气，以后天补先天，生化气血以化精，先后天同补，加强安胎之功。因孕后阴血下注养胎，易出现阴血血热，热扰冲任，胎元不固，故在补肾安胎益气的基础上加上黄芩、墨旱莲、桑叶养阴清热安胎。

## 【病例9】不孕症，痛经（肾阴虚证）——FSH高

张某，女，41岁，于2014年4月23日初诊。

**主诉**：结婚后未避孕未孕6年。

**病史**：患者自诉婚后未避孕未孕6年，于2012年

8月在区医院就诊，考虑卵巢功能降低，于去年11月做试管1次失败，现有两个优胚。月经13岁初潮，周期25天，经期4～5天，经量中等，色鲜红，质稠。末次月经日期：2014年4月13日。经行下腹疼痛，时觉腰酸，多梦，口干，舌质红苔白腻，脉沉细。孕0产0。性激素（15/4）：FSH 16.86IU/L，LH 11.45IU/L，P 0.21ng/ml。

**西医诊断**：不孕症。

**中医诊断**：① 不孕症；② 痛经。

**辨证**：肾阴虚证。

**治法**：补肾填精。

**处方**：大补阴丸加减。

**方药**：龟甲10g，知母10g，黄柏10g，薏苡仁20g，苍术10g，茯苓10g，甘草10g，川续断10g，藿香10g，天花粉10g，墨旱莲10g。7付，日一付，水煎服。

二诊（2014年5月1日）：月经第25天，末次月经4月13日，现腰胀痛，寐差多梦易醒，口干、大便黏，白带黄，经前乳房胀痛，月经色暗有块。舌质红苔白腻，脉沉细。考虑月经先期为阴血血热所致，加地骨皮养阴清热，处方：上方加地骨皮10g。7付，日一付，水煎服。

三诊（2014年5月14日）：月经第7天，末次月经5月8日，经行四天，量中，色暗红，有血块，经行痛经，以下腹为主，周期25天，运动过后渴，汗出过多。舌质红苔薄白，脉沉细。处方：山茱萸10g，太子参10g，麦冬10g，五味子10g，枸杞子10g，菟丝子20g，龟甲10g，知母10g，黄柏10g，茯苓10g，覆盆子10g。7付，日一付，水煎服。

四诊（2014年5月19日）：月经第12天，末次月经5月8日，月经周期25天，经行腹痛。考虑排卵后予以补肾养阴的基础上加温肾阳之品，处方：巴戟天10g，淫羊藿（仙灵脾）10g，何首乌20g，甘草10g，枸杞子10g，黄柏10g，菟丝子10g，覆盆子10g，鹿角胶10g（烊化），龟甲10g，知母10g。15付，日一付，水煎服。在此基础上治疗3个月。

五诊（2014年9月23日）：月经第5天，末次月经9月19日，经行四天，量偏少，现觉腰酸胀，大便烂，口干，夜寐欠佳，周期27天，舌红苔薄白，脉沉细。复查血性激素（20/9）：FSH 7.88IU/L，LH 3.49IU/L，

P 0.84ng/ml，考虑经后期血海空虚，予以补肾养阴填精，方选左归丸加减。处方：龟甲10g，紫河车10g，黄柏10g，知母10g，熟地黄10g，菟丝子15g，枸杞子10g，山茱萸10g，淮山药10g，砂仁5g，川续断10g，甘草6g，太子参10g。15付，日一付，水煎服。

六诊（2014年10月8日）：月经第19天，末次月经9月19日。B超：Em 9.5mm。拟于10日移植，舌红苔薄白，脉沉细。根据治未病的原则，予以养阴清热安胎，方选保阴煎加减，处方：黄芩10g，白术10g，白芍20g，黄柏10g，枸杞子10，菟丝子10g，淮山药10g，川续断10g，桑寄生10g，茯苓10g，甘草10g。15付，日一付，水煎服。

七诊（2014年10月27日）：移植后17天，于10月10日移植（2个冻胚），现觉乏力，下腹隐痛，2天前有少量阴道流血。查血：HCG>1000IU/L。处方：当归10g，白芍10g，白术10g，茯苓10g，砂仁5g（后下），菟丝子10g，桑寄生10g，川续断10g，阿胶（烊化）10g，黄芩10g，黄柏10g，石斛10g，墨旱莲10g，甘草10g。7付，日一付，水煎服。

十七诊（2014年11月3日）：移植后24天，经治疗后已无阴道流血，无下腹痛，纳可，二便调，舌红，苔黄腻，脉滑。处方：上方去石斛10g、墨旱莲10g。7付，日一付，水煎服。

**按语：**该患者未避孕未孕6年，而且经行痛经，属于中医学的"不孕症，痛经"范畴。患者未避孕6年未孕，为先天禀赋不足，肾精亏虚，冲任虚衰，胞脉失养，不能摄精成孕；肾气虚，经血不足，经期时经血更虚，胞宫、胞脉失于濡养，经行腹痛。腰为肾府，肾虚则腰酸胀痛；肾精亏虚，阴虚则内热，热扰心神故心烦失眠、口干；阴虚内热，热迫血妄行则月经周期提前，色鲜红，质稠。舌红、脉沉细均为肾阴亏虚的表现。故本病诊断为不孕症、痛经，治则补肾填精，方选大补阴丸加减。大补阴丸出自《丹溪心法》，具有滋阴降火之功效，主治肝肾亏虚、真阴不足、虚火上炎所致阴虚火旺证。治宜大补真阴以治本，佐以降火以治标，标本兼治。以"阴常不足，阳常有余，宜常养其阴，阴与阳齐，则水能制火"（《医宗金鉴·删补名医方论》) 为理论依据, 君药熟地黄、龟甲滋阴潜阳, 壮水制火, 即所谓培其本, 重用。臣药黄柏、知母, 黄柏苦寒, 泻相火以坚阴; 知母苦寒而润, 上能清润肺金, 下能滋清肾水, 与黄柏相须为用, 苦寒降火, 保存阴液, 平抑亢阳, 即所谓清其源。在治疗时结合患者具体的病情, 患者舌苔白腻考虑有湿热内蕴, 故在此基础上加三妙散、藿香清热利湿, 加天花粉、墨旱莲清热养阴生津, 并结合月经的周期治疗, 经后期予以补肾填精的左归丸加减, 排卵后加温肾壮阳的巴戟天等, 孕后及时予以保阴煎加减补肾养阴清热安胎; 使得湿热祛, 虚火清, 肾阴盛, 冲任二脉得以充养, 故有子。

## 【病例10】输卵管不通——不孕症 (肾阴虚夹有湿热) ——IVF成功

黄某某, 女, 29岁, 于2015年3月27日就诊。

**主诉:** 未避孕未孕2年。

**病史:** 患者自诉2年前因左输卵管妊娠行腹腔镜

手术，术后未避孕未孕，反复出现左下腹疼痛，腰骶酸痛，月经周期规则（33～37天），经量中等，有血块，经行第一天下腹痛，经期5～7天，末次月经3月8日。觉腰酸，纳寐可，二便调，舌暗红，苔黄腻，脉细弱。拟行辅助生育技术助孕，要求中药调理。孕2产0。5年前药流1次，2年前左输卵管妊娠行腹腔镜治疗。于2月份查性激素六项：FSH 9.09IU/L，LH 6.26IU/L，PRL 38.96ng/ml，P 0.21ng/ml，余正常。B超提示：右侧输卵管积水，盆腔静脉曲张。子宫输卵管照影术（HSG）：左侧输卵管上举，伞端粘连，右侧输卵管伞端积水。丈夫精液分析正常。

**西医诊断**：不孕症。

**中医诊断**：① 不孕症；② 妇人腹痛。

**辨证**：肾阴虚证。

**治法**：补肾养阴清热。

**处方**：大补阴丸合保阴煎加减。

**方药**：龟甲10g，知母10g，黄柏10g，熟地黄10g，川楝子10g，续断10g，杜仲10g，当归10g，麦冬10g，黄芩10g，山药10g。共15付，日一付，水煎服。

二诊（2015年6月17日）：于5月24日经行，周期30天，经量中等，经色暗红，有少许血块，7天干净。于6月16日开始降调，纳寐可，二便调。舌红苔黄腻，脉细。复查性激素六项：FSH 6.3IU/L，余正常。考虑降调期予以补肾养阴蓄养卵泡，继续守方加减治疗，方药：龟甲10g，知母10g，黄柏10g，熟地黄10g，白芍10g，甘草10g，枸杞子10g，淮山药10g，山茱萸10g，太子参10g，茯苓10g，续断10g。共15付，日一付，水煎服。

三诊（2015年7月1日）：月经周期第10天，末次月经6月21日，经行8天，经量中等，周期27天，已经促排卵第3天，现无不适，舌红苔黄腻，脉细弦。考虑促卵泡发育成熟期，在补肾养阴的大补阴丸基础上补肾壮阳促卵泡发育。方药：龟甲10g，知母10g，黄柏10g，熟地黄10g，覆盆子10g，何首乌10g，菟丝子10g，枸杞子10g，桑椹10g，白芍10g，白术10g。共7付，日一付水煎服。

四诊（2015年7月8日）：月经周期第18天，促排第10天，现无不适，昨天B超提示：左侧卵泡最大10mm，5大6小；右侧卵泡最大10mm，4大6小。舌红苔黄腻，脉细滑。考虑卵泡发育较为迟缓，继续在补肾养阴基础上酌加补肾壮阳、活血促卵泡发育。方药：龟甲10g，知母10g，黄柏10g，熟地黄10g，山茱萸10g，当归10g，菟丝子10g，川芎10g，甘草10g，白芍10g，鹿角胶10g（烊化）。共12付，日一付，水煎服。

五诊（2015年7月22日）：于7月20日已行辅助生育技术移植2个囊胚，现时觉下腹隐痛，纳可，二便调，舌暗红苔黄腻，脉细弱。考虑移植后根据中医治未病的原则，予以补肾养阴、清热安胎的保阴煎加减治疗，处方：墨旱莲10g，女贞子10g，白芍10g，川续断10g，黄芩10g，菟丝子10g，石斛10g，麦冬10g，桑寄生10g，白术10g。12付，日一付，水煎服。

六诊（2015年8月3日）：移植后14天，现时觉下腹隐痛，无阴道流血，纳可，二便调，舌暗红苔黄腻，脉细弱。查尿HCG：阳性。继续予以守方治疗，14付，日一付，水煎服。治疗后B超提示：宫内早孕，见胎心。继续守方出入治疗2个月，定期产检。

**按语：**患者因宫外孕术后未避孕未孕2年，属于中医的不孕症。患者的造影提示双侧输卵管已经堵塞，将行辅助生育技术助孕。中药调理的关键是其子宫和卵巢的功能，以助提高其妊娠率。该患者腰酸，舌暗红，苔黄腻，脉细弱，考虑患者阴虚血热所致。多因药流术后损伤肾气，胞宫胞脉空虚，湿热之邪趁虚侵袭，伤及阴血，阴虚血热，不能摄精成孕故不孕。肾阴虚不能濡养其外府故腰酸；湿热内侵阻滞胞宫胞脉，不通则痛故反复下腹隐痛。舌暗红苔黄腻，脉细弱均为阴虚血热之征。故本病诊断为不孕症；辨证为阴虚血热型；治法补肾养阴清热，方选大补阴丸合保阴煎加减，方中龟甲、熟地黄、麦冬滋肾养阴补血；黄芩、黄柏、知母清热泻火祛湿；山药健脾益气以资气血生化之源，并助脾健运祛湿；续断、杜仲补肾强腰；川楝子理气止痛；当归养血活血；甘草调和诸药。并结合调周治疗，降调期酌加枸杞子、山茱萸、太子参等补肾养阴蓄养卵泡助其发育，促排卵期加菟丝子、鹿角

胶、川芎等补肾助阳活血促卵泡发育成熟，共奏补
肾益精、清热祛湿之效，肾阴充足，冲任气血充盛
故有子。孕后考虑阴虚血热损伤冲任，胎元不固导
致胎动不安，故予以补肾养阴清热安胎的保阴煎治
疗，使得湿热祛，肾气盛以系胎，冲任阴血充足以
养胎则胎安。

## 【病例11】单角子宫、输卵管堵塞——不孕症（肾虚型）——IVF中医助孕成功

韦某某，女，34岁，于2014年8月8日就诊。

**主诉**：未避孕未孕2年，辅助生育技术助孕胚胎停
育2次。

**病史**：患者自诉于2010年人流1次，2012年开始
未避孕未孕，月经14岁初潮，周期21～22天，经期
3天，经量中等，经色鲜红，末次月经7月20日，经行
3天干净，经量偏少，经行下腹痛。因"单角子宫、输
卵管堵塞、丈夫弱精症"于2012年、2013年行辅助生
殖技术助孕，移植胚胎2次，均因胚胎停育行清宫术。

患者纳寐可，二便调，舌淡红，苔薄白，脉沉细。孕3产0人流1次。HSG提示：双侧输卵管通畅。

**西医诊断**：继发性不孕。

**中医诊断**：不孕症。

**辨证**：肾虚证。

**治法**：滋补肝肾，调补冲任。

**处方**：左归丸加减。

**方药**：续断10g，甘草10g，香附10g，当归10g，川芎10g，山茱萸10g，枸杞子10g，菟丝子10g，白芍10g，鹿角胶10g（烊化），紫河车10g。15付，水煎服，日一付。

二诊（2014年8月25日）：现月经周期第11天，于8月15日经行，经行4天干净，经量较前增多，下腹胀，纳可，睡眠欠佳，二便调。舌淡红，苔薄白，脉沉细。于8月22日行宫腔镜检查：提示单角子宫。因经后期，予以左归丸加减补养肝肾，处方：山茱萸10g，何首乌20g，白芍20g，甘草10g，熟地黄20g，鹿角胶10g，枸杞子10g，菟丝子10g，覆盆子10g，白术10g，茯苓10g。15付，水煎服，日一付。

三诊（2014年9月10日）：于9月9日经行，现经行第2天，经量中等，经色鲜红，无痛经，周期25天，夜寐欠佳，纳可，二便调。舌淡红，苔薄白，脉沉细。查性激素六项、甲状腺功能均正常。经后期予以补肾养阴，方选左归丸加减，处方：山茱萸10g，何首乌20g，白芍20g，甘草10g，女贞子10g，鹿角胶10g，枸杞子10g，知母10g，麦冬10g，紫河车10g，地骨皮10g。12付，日一付，水煎服。

四诊（2014年9月22日）：月经周期第13天，现服用克龄蒙已经第2周期，夜寐欠佳，余无不适，舌淡红，苔薄白，脉沉。考虑排卵期，补肾养血活血调经，方选左归丸加减，处方：菟丝子10g，枸杞子10g，覆盆子10g，生地黄10g，地骨皮10g，巴戟天10g，龟甲10g，鹿角胶10g，紫河车10g，山茱萸10g，太子参10g，麦冬10g，甘草6g。12付，日一付，水煎服。

五诊（2014年10月8日）：现月经周期第4天，于10月4日经行，经量中等，经行下腹胀，现仍有少量经血，纳可，睡眠欠佳，二便调。舌淡红，苔薄白，脉沉细。因经后期，予以左归丸加减补养肝肾，处方：山茱萸10g，何首乌20g，白芍20g，枸杞子10g，龟甲10g，甘草10g，麦冬20g，覆盆子10g，山药10g。15

付，水煎服，日一付。

六诊（2014年10月24日）：现月经周期第21天，于10月4日经行，5天干净，经量中等，经色鲜红，无痛经，周期25天，近1周下腹胀痛，腰酸胀，夜寐欠佳，纳可，二便调。舌淡红，苔黄腻，脉沉细。B超提示：单角子宫，子宫内膜7.8mm。经前期予以补肾养阴壮阳，方选二仙汤加减，处方：巴戟天10g，淫羊藿（仙灵脾）20g，当归10g，龟甲10g，续断10g，薏苡仁10g，藿香5g，白术10g，何首乌10g，甘草10g。12付，日一付，水煎服。

七诊（2014年11月5日）：现月经周期第7天，于10月29日经行，3天干净，经量偏少，经色鲜红，无痛经，周期25天，觉下腹胀痛，腰酸胀，夜寐欠佳，纳可，二便调。舌淡红，苔黄腻，脉沉细。考虑经后期，补肾养血调经，方选左归丸加减，处方：菟丝子10g，枸杞子10g，覆盆子10g，生地黄10g，地骨皮10g，巴戟天10g，龟甲10g，鹿角胶10g，紫河车10g，山茱萸10g，太子参10g，麦冬10g，甘草6g。12付，日一付，水煎服。

八诊（2014年11月14日）：现月经周期第16天，

于10月29日经行，3天干净，经量偏少，经色鲜红，无痛经，周期25天，觉下腹胀痛，腰酸胀，夜寐欠佳，纳可，二便调。舌淡红，苔黄腻，脉沉细。B超提示：单角子宫，子宫内膜9.4mm。经前期予以补肾养阴壮阳，方选二仙汤加减，处方：巴戟天10g，川芎10g，当归10g，白芍10g，菟丝子10g，枸杞子10g，何首乌10g，覆盆子10g，陈皮10g，白术10g，茯苓10g，生党参10g。15付，日一付，水煎服。

九诊（2014年12月1日）：月经周期第7天，于11月24日经行，5天干净，经量较前明显增多，经色鲜红，无痛经，周期25天，明天拟予以促排，夜寐欠佳，纳可，二便调。舌淡红，苔黄腻，脉沉细。考虑经后期，补肾养血调经，方选左归丸加减，处方：当归10g，白芍20g，续断10g，熟地黄10g，山茱萸10g，桑椹10g，黄精10g，菟丝子10g，鹿角胶10g，枸杞子10g，甘草6g。7付，日一付，水煎服。

十诊（2014年12月8日）：现月经周期第14天，于11月24日经行，今日为促排第7天，促排后第5天B超提示：单角子宫，子宫内膜8mm，觉下腹胀痛，腰酸胀，夜寐欠佳，纳可，二便调。舌淡红，苔黄腻，脉沉细。考虑促排期予以补肾健脾助卵泡发育，处方：白术10g，茯苓10g，甘草10g，川芎10g，当归10g，菟丝子10g，枸杞子10g，覆盆子10g，鹿角胶10g，山茱萸10g。15付，日一付，水煎服。

十一诊（2014年12月12日）：月经周期第18天，于11月24日经行，5天干净，昨天已经取卵5个，现觉得下腹胀痛，纳可，睡眠可，大便正常，1～2次，小便频。拟予以移植，予以补肾健脾安胎，方选寿胎丸合当归芍药散加减，处方：菟丝子10g，白芍10g，续断10g，桑寄生10g，枸杞子10g，当归10g，白术10g，阿胶10g（烊化），川楝子10g，砂仁5g（后下）。7付，日一付，水煎服。

十二诊（2014年12月26日）：移植后第12天。昨天查尿HCG：阳性。现觉下腹偶有胀痛，腰酸胀，夜寐欠佳，纳可，二便调。舌淡红，苔少，脉细略滑。考虑孕后继续予以补肾健脾安胎，处方在上方基础加石斛10g。10付，日一付，水煎服。

十三诊（2015年1月7日）：移植后第24天，于28/12查血：HCG 1896mIU/ml，P 40ng/ml，现觉下腹偶有胀痛，腰酸胀，无阴道流血，夜寐欠佳，纳可，二便调。舌淡红，苔黄腻，脉细略滑。因舌红苔黄，考虑孕后阴血下聚养胎，阴虚血热，在补肾健脾安胎的基础上加清热养阴之品，处方在上方基础加茯苓10g，黄芩10g，白术10g，墨旱莲10g。14付，日一付，水煎服。

十四诊（2015年1月26日）：移植后第43天。于14/1移植后31天，B超提示：宫内单活胎，右侧输卵管异位妊娠，于当日行腹腔镜手术。于23/1移植后40天，B超提示：单角子宫，宫内单活胎。于17/1查血：HCG 84776mIU/ml，P 54.9ng/ml，现觉下腹偶有胀痛，腰酸胀，无阴道流血，夜寐欠佳，纳可，二便调。舌淡红，苔黄腻，脉细略滑。考虑手术损伤气血，予以补肾健脾养血安胎，方选寿胎丸合当归芍药散加减，处方：菟丝子10g，白芍10g，续断10g，桑寄生10g，川楝子10g，当归10g，白术10g，砂仁5g（后下）。15付，日一付，水煎服。

十五诊（2015年2月9日）：孕11周，现觉下腹偶有胀痛，无腰酸胀，夜寐欠佳，纳差，大便2～3日一行，小便调。舌淡红苔少，脉滑。1/2 B超提示：宫内单活胎，单角子宫。继续予以补肾健脾安胎，处方在上方基础加太子参10g。20付，日一付，水煎服。

十六诊（2015年3月2日）：孕14周时觉下腹胀痛，无腰酸胀，无阴道流血，夜寐欠佳，纳可，二便调。舌淡红，苔薄白，脉滑。考虑舌淡为阳虚所致，在上方基础加艾叶10g继续补肾健脾安胎。15付，日一付，水煎服。

**按语**：患者未避孕未孕5年，辅助生育技术助孕，胚胎停育2次，属于中医的不孕症。根据患者月经先期、月经量偏少，舌红，脉沉细，而且为单角子宫考虑为肾虚所致。肾精亏虚，冲任虚衰不能摄精成孕，故不孕；肾精不足，封藏不固故月经先期，月经量偏少，经色暗淡；肾精不足，不能荣养其颜面故面色晦暗；舌淡红，脉沉细均为肾虚的表现。故本病诊断为不孕症；辨证为肾虚型，治法补肾养血调经，方选左归丸加减。该患者单角子宫、输卵管梗阻行辅助生育技术助孕，方中当归、川芎、白芍、熟地黄补养阴血，茯苓、白术健脾以资气血生化之源，何首乌补肾养血，菟丝子、枸杞

子、覆盆子、山茱萸、鹿角胶补肾填精，甘草调和
诸药，全方共奏补肾养血填精之效。在此基础上结
合中药调周方法，经后期补肾养阴，排卵后在补肾
养阴填精的基础上加温肾壮阳的巴戟天、淫羊藿
（仙灵脾），根据中医治未病的原则，在移植时因
损伤内膜以及异位妊娠腹腔镜术后损伤气血，故在
移植后予以补肾健脾、益气养血安胎的寿胎丸合当
归芍药散加减治疗。方中菟丝子、川续断、桑寄生
补肾安胎，白术、茯苓健脾以资气血生化之源以养
胎，当归、白芍养血安胎，川楝子疏肝理气，砂仁
健脾理气，甘草调和诸药，使得肾气盛，脾气健，
气血健旺则胎安。

## 【病例12】不孕（肾阴虚证），IVF成功

陈某某，女，31岁，于2013年5月15日就诊。

**主诉：**未避孕未孕3年，辅助生殖技术助孕失败1次。

**病史：**患者自诉婚后未避孕未孕3年，既往月经规
则，周期28～30天，经期3～4天干净，经量中等，

经色暗红，无痛经，末次月经5月6日。于2010年因输卵管积水行腹腔镜诊治术后一年仍未妊娠。于2013年7月行辅助生育技术助孕失败1次，现余1个冻胚待移植，要求中药调理。夜寐可，易头痛，二便调。孕1产0，人流1次。舌红，苔薄白，脉细弦。查性激素6项，FSH：9.96U/L。

**西医诊断**：不孕。

**中医诊断**：不孕症。

**辨证**：肾阴虚证。

**治法**：滋肾养血，调补冲任。

**处方**：大补阴丸加减。

**方药**：知母10g，龟甲10g，黄柏10g，熟地黄10g，白芍10g，山茱萸10g，钩藤20g，川续断10g，香附10g，当归10g，麦冬10g，何首乌20g。7付，日一付，水煎服。

二诊（2013年5月22日）：月经周期第16天，无不适。舌红，苔少，脉沉细。考虑排卵后予以补肾壮阳，健脾益气。处方：北黄芪20g，枸杞子10g，菟丝子20g，甘草10g，白芍20g，白术10g，麦冬10g，巴戟天10g，淫羊藿（仙灵脾）10g，仙茅10g，何首乌20g。

7付，日一付，水煎服。

三诊（2013年5月29日）：月经周期第23天，无不适。舌暗红，少苔，脉细弦。处方：知母10g，黄柏10g，龟甲10g，熟地黄10g，淮山药10g，石斛10g，茯苓10g，甘草5g，川续断10g，杜仲10g，麦冬10g，山茱萸10g。10付，日一付，水煎服。

四诊（2013年6月15日）：于6月14日经行，量中等，5天干净，无痛经，周期38天。舌红，苔少，脉细。考虑经后期予以补肾养阴。处方：当归10g，甘草10g，白芍10g，山茱萸10g，菟丝子20g，枸杞子10g，龟甲10g，麦冬10g，淮山药10g，川续断10g，阿胶10g（烊化），川芎10g。12付，日一付，水煎服。

五诊（2013年6月27日）：月经周期第13天，无不适。舌暗红，少苔，脉细弦。B超：左附件囊性包块41mm×14mm，左卵泡20mm×16mm，子宫内膜厚度（Em）6mm。考虑左附件积水为左输卵管积水，在补肾养阴的大补阴丸基础加用活血化瘀消癥的桂枝茯苓丸加减。处方：山茱萸10g，何首乌20g，当归10g，川芎5g，甘草10g，川续断10g，香附10g，白芍20g，茯苓10g，桂枝5g，赤芍10g，牡丹皮10g，王不留行10g，龟甲10g，知母10g。12付，日一付，水煎服。

六诊（2013年7月10日）：月经周期第27天，无不适。舌暗红，少苔，脉细弦。于月经周期21天行B超：Em 8mm，Lf 28mm×18mm。处方：知母10g，龟甲10g，黄柏10g，熟地黄10g，当归10g，川芎10g，丹参12g，淮山药10g，牡丹皮10g，川续断10g，甘草10g，菟丝子10g。7付，日一付，水煎服。

七诊（2013年7月22日）：月经周期第7天，于7月15日经行，量中等，5天干净，无痛经，周期31天。外阴时有不适。舌红，少苔，脉细弦。考虑经后期予以补肾养阴之大补阴丸加减。处方：白术10g，白芍20g，甘草10g，龟甲10g，黄柏10g，当归10g，何首乌20g，山茱萸10g，知母5g。7付，日一付，水煎服。

八诊（2013年7月29日）：月经周期第14天，无不适。舌暗红，少苔，脉细弦。考虑经前期，在补肾养阴基础加温肾壮阳之品。处方：知母10g，黄柏10g，龟甲10g，熟地黄10g，山茱萸10g，女贞子10g，当归10g，川芎10g，淫羊藿（仙灵脾）10g，仙茅10g，川续断10g，茯苓10g，甘草10g，牡丹皮10g，丹参12g。15付，日一付，水煎服。

九诊（2013年8月14日）：月经周期第29天，咽痛，头痛，舌暗红，少苔，脉细弱。考虑经行感冒，予以四物汤合小柴胡汤加减，处方：当归10g，白芍10g，柴胡10g，黄芩10g，甘草10g，川续断10g，菟丝子10g，川芎10g，山芝麻10g，淮山药10g。7付，日一付，水煎服。

十诊（2013年8月23日）：月经周期第9天，于8月14日经行，量中等，5天干净，无痛经，周期30天，无不适。舌暗红，少苔，脉细弱。拟于本周期行胚胎移植。处方：菟丝子10g，川续断10g，鹿角胶10g，杜仲10g，桑寄生10g，巴戟天10g，淫羊藿（仙灵脾）10g，白术10g。7付，日一付，水煎服。

十一诊（2013年8月30日）：月经周期第16天，拟于9月3日移植，于25/8 B超（C12）：Em 6.5mm，Rf 16mm×15mm。左输卵管积水，盆腔静脉扩张。舌红，少苔，脉细弦。考虑患者舌红苔少为阴虚有热，移植后在补肾安胎基础加以养阴清热之寿胎丸加减。处方：白术10g，黄芩10g，菟丝子10g，川续断10g，桑寄生10g，甘草10g，阿胶10g，茯苓10g，淮山药10g，麦冬10g。14付，日一付，水煎服。

十二诊（2013年9月16日）：于9月3日移植，于移植第8天阴道少量流血后，2天干净，现移植第14天，腰酸，偶下腹隐痛，无阴道流血，舌质稍红，苔黄腻，脉细滑。自测尿HCG：阳性。患者舌红苔黄腻考虑有湿热，予以补肾养阴清热安胎的保阴煎合寿胎丸加减。处方：淮山药10g，石斛10g，麦冬10g，甘草10g，川续断10g，黄柏10g，杜仲10g，菟丝子20g，桑寄生10g，阿胶10g（烊化），黄芩10g。7付，日一付，水煎服。

十三诊（2013年9月23日）：移植第21天，于前天开始阴道有少量淡褐色分泌物，无腹痛，于22/9查血：$\beta$-HCG$1.8\times10^4$mIU/ml，P 39.55nmol/L，无特殊不适，脉细滑。处方：上方加白术10g，茯苓10g。7付，日一付，水煎服。

十四诊（2013年11月4日）：孕12周，于30/9～31/10先兆流产住院安胎，现已无阴道流血，无腰酸，纳可，二便调，舌淡红，苔薄白，脉细滑。于25/10行B超检查：宫内早孕。考虑患者舌淡红苔薄白为脾虚所致，故在补肾安胎基础上健脾益气。处方：菟丝子20g，阿胶10g（烊化），川续断10g，杜仲10g，桑寄生10g，茯苓10g，甘草10g，淮山药10g，生党参12g。10付，日一付，水煎服。

十五诊（2013年11月13日）：孕13周，无不适，舌淡红，苔薄白，脉细滑。处方：白术10g，茯苓10g，生党参10g，甘草10g，川续断10g，桑寄生10g，菟丝子20g，砂仁5g，木香5g，白芍20g。7付，日一付，水煎服。

**按语**：该患者婚后不孕3年，属于中医学的不孕。该患者舌红，苔少，而脉细弱，属于肾阴亏虚，精血不足，不能摄精成孕则婚久不孕。故病机为肾阴虚证。治法：滋肾养血，调补冲任。方药予以大补阴丸加减，方中知母、黄柏清热泻火，龟甲、熟地黄、山茱萸补肾填精，当归、白芍、麦冬、何首乌补血养阴，川续断补益肝肾，香附疏肝行气，全方补益肝肾之阴血，并结合月经周期调补阴阳，经后期补肾养阴，排卵后补肾壮阳，以达肾气充，冲任气血旺盛而调经种子之效。移植后予以补肾安胎，养阴清热治疗，方选寿胎丸合保阴煎加减治疗。方中菟丝子补肾益精，固摄冲任，肾旺自能萌胎，故重用菟丝子为君；桑寄生、续断补益肝肾，养血安胎为臣；阿胶补血为佐使，四药合用，共奏补肾养血，固摄安胎之效；加黄芩、黄柏清热祛湿，淮山药、石斛、麦冬养阴清热，白术、茯苓以后天补先天，化生气血以化精，先后天同补，加强安胎之功。

## 【病例13】不孕症（肾阴虚型）卵巢功能不佳，卵少治疗差——IVF治疗后妊娠

梁某某，女，41岁，于2015年5月14日就诊。

**主诉**：辅助生育技术胚胎移植失败3次。

**病史**：患者自述既往月经规则，周期26～30天，经期5～7天，末次月经4月26日，经量中，经色红，有少许血块，无痛经，饮食尚可，大便正常。自诉因未避孕未孕3年查输卵管不通，分别于2013年、2014年行IVF-ET失败3次，每次均需重新取卵，卵少质量差，现要求中药调理，现大便2日一行，质硬，余无不

适。舌淡红，苔薄白，脉沉细。G3P0A3。

B超：子宫大小36mm×44mm×45mm，宫腔未见明显占位，左附件区液性暗区（输卵管积液？）。性激素：FSH 10.74mIU/ml，LH 4.57mIU/ml，PRL 8.49ng/ml，P 0.38ng/ml，$E_2$ 44.76ng/ml，T 16.36ng/ml。

**西医诊断**：不孕症。

**中医诊断**：不孕症。

**辨证**：肾虚型。

**治法**：补肾养阴，健脾固冲。

**处方**：大补阴丸加减。

**方药**：知母10g，黄柏10g，龟甲10g，生地黄12g，熟地黄12g，菟丝子15g，枸杞子12g，白术10g，茯苓15g，甘草6g，泽泻10g，山茱萸10g，淮山药15g。10付，日一付，水煎服。

二诊（2015年6月2日）：月经周期第6天，于5月28日经行，量中，色暗红，少量血块，无痛经，经期乏力，舌淡嫩，苔薄白，脉沉弱。考虑经后期予以补肾养阴。处方：太子参10g，麦冬10g，知母10g，黄柏10g，龟甲10g，生地黄12g，山茱萸10g，淮山药15g，茯苓15g，牡丹皮10g，五味子5g，甘草6g，菟丝子

15g，枸杞子12g，鹿角胶10g。10付，日一付，水煎服。

三诊（2015年6月13日）：月经周期第17天，自觉腰酸，偶有下腹胀闷不适，白带异味，无瘙痒，量不多，睡眠时左前臂麻木感。纳寐可，二便调。舌红，苔黄，脉沉弱。近几日出现喉中哮鸣音，既往哮喘病史。考虑脾肾虚弱，予以补肾健脾之左归丸加减。处方：巴戟天10g，玄参12g，麦冬10g，桔梗10g，太子参15g，龟甲10g，黄柏10g，知母10g，生地黄12g，北黄芪20g，菟丝子15g，枸杞子10g，甘草6g，当归10g，山茱萸10g。14付，日一付，水煎服。

四诊（2015年6月29日）：月经周期第4天，于6月26日经行，月经量较前少，色鲜红，无血块，无痛经，周期28天，行经时疲乏、嗜睡，下腹胀闷不适，伴腰酸，睡眠时自觉左前臂麻木，醒后自行缓解，大便正常。妇检：外阴正常，阴道畅，宫颈光滑，阴道可见少许咖啡色样分泌物，子宫前位，常大，质中，无压痛，左附件区轻压痛，右附件区未见明显异常。考虑经后期予以补肾健脾。处方：龟甲10g，鹿角胶

10g，北黄芪20g，党参10g，白术10g，熟地黄10g，茯苓10g，白芍10g，枸杞子10g，菟丝子10g，黄柏10g，当归10g。15付，日一付，水煎服。

五诊（2015年7月15日）：月经周期第19天，觉头晕，手麻较前缓解，时头晕，耳鸣，口干，脉细弱。考虑排卵期，予以补肾健脾温阳。处方：巴戟天10g，淫羊藿（仙灵脾）10g，当归10g，川芎10g，白术10g，丹参10g，益母草10g，熟地黄12g，茯苓10g，白芍10g，菟丝子10g，黄柏10g，枸杞子10g。15付，日一付，水煎服。

六诊（2015年7月29日）：月经周期第3天，于7月26日经行，经量少，现经未净，无痛经，有头晕，偶有耳鸣，胃胀，纳寐可，二便调。B超（28/7）：子宫内膜增厚<14mm，右侧卵巢内液性暗区，左侧附件区液性暗区（输卵管积液？）。性激素六项：FSH 9.77mIU/ml，LH 2.09mIU/ml，PRL18.49ng/ml，P 0.53ng/ml，$E_2$ 59.85ng/ml，T 37.33ng/ml。考虑经后期，予以补肾养阴。处方：龟甲10g，白芍10g，当归10g，川芎10g，枸杞子10g，何首乌10g，山茱萸10g，钩藤10g，菟丝子10g，覆盆子10g，鹿角胶10g（烊化）。15

# 四、杂病

付，日一付，水煎服。

七诊（2015年8月13日）：月经周期第18天，觉头晕，偶有左臂酸麻，现食后胃胀，大便调，脉细弱。考虑排卵期，予以补肾健脾温阳。处方：白术10g，茯苓10g，法半夏10g，甘草10g，砂仁5g，当归10g，巴戟天10g，龟甲10g，鹿角胶10g（烊化），北黄芪20g，菟丝子10g。15付，日一付，水煎服。

八诊（2015年8月26日）：月经周期第2天，于8月25日经行，周期30天，经量少，现经未净，无痛经，有头晕，偶有耳鸣，胃胀，纳寐可，二便调。考虑经后期，予以补肾养阴。处方：知母10g，龟甲10g，黄柏10g，熟地黄20g，甘草10g，山茱萸10g，枸杞子10g，覆盆子10g，鹿角胶10g（烊化），巴戟天10g，菟丝子10g。7付，日一付，水煎服。

九诊（2015年9月9日）：月经周期第14天，行辅助生育技术助孕已经降调第11天，舌暗红，苔薄白，脉细弱。考虑降调期，予以补肾养阴填精，在上方基础加紫河车10g。15付，日一付，水煎服。

十诊（2015年9月25日）：月经周期第4天，于9月22日经行，周期28天，经量少，现经未净，无痛经，于15/9再次行降调治疗，舌暗红，苔薄白，脉细弱。考虑予以补肾养阴填精助卵泡发育，处方：何首乌20g，知母10g，龟甲10g，黄柏10g，熟地黄10g，太子参20g，枸杞子10g，覆盆子10g，甘草10g，芡实10g，菟丝子10g，金樱子10g。12付，日一付，水煎服。

十一诊（2015年10月12日）：于9/10取卵5个，配得4个冻胚，近拟在外院行胚胎移植，偶有头眩，余无不适。考虑患者肾虚不能摄精成孕，故予以补肾健脾益气安胎之寿胎丸合四君子汤加减，处方：菟丝子10g，川续断10g，桑寄生10g，阿胶10g，白芍10g，甘草10g，石斛10g，当归10g，白术10g，茯苓10g，山茱萸10g，太子参20g。14付，日一付，水煎服。

十二诊（2015年10月26日）：于10月12日移植2个鲜胚，觉腰酸，下腹隐痛，无阴道流血，舌淡红，苔薄白，脉细滑。查尿HCG：阳性。考虑肾气虚不能系胎，胎元不固导致胎动不安，继续予以补肾健脾益气安胎的寿胎丸合四君子汤加减。处方：桑寄生10g，川续断10g，菟丝子10g，阿胶10g，白芍10g，白术10g，茯苓10g，党参10g，枸杞子10g。15付，日一付，水煎服。

十三诊（2015年11月9日）：移植后28天，下腹时胀，腰酸，无阴道流血，舌淡红，苔薄白，脉细滑。B超：宫内早孕，双活胎。双胎均见心管搏动，胎芽长2.8cm、1.8cm。继续予以补肾健脾益气，处方在上方基础加杜仲10g，北黄芪10g，砂仁5g。15付，日一付，水煎服。

十四诊（2015年11月23日）：孕 $8^{+3}$ 周，觉腰酸，无腹痛以及阴道流血，纳可，二便调。今日B超：宫内早孕，双胎，一胚胎见胎心，一胚胎未见心管搏动（停育？）。考虑双胎中有一胚胎停育，继续予以补肾健脾安胎，处方：桑寄生10g，川续断10g，菟丝子10g，白芍10g，白术10g，党参10g，枸杞子10g，阿胶10g（烊化），茯苓10g，砂仁5g，黄柏10g。15付，日一付，水煎服。

十五诊（2015年12月9日）：孕 $10^{+}$ 周，现诉干咳1周，夜间加重，口干，偶有腰痛，余无不适。考虑妊娠咳嗽，为风热犯肺，肺失宣降所致，予以治病与安胎并举。处方：柴胡10g，黄芩10g，鱼腥草10g，杏仁10g，川续断10g，桑寄生10g，牛蒡子10g，甘草10g，桔梗10g，川贝母5g。7付，日一付，水煎服。

十六诊（2015年12月23日）：孕12⁺周，服药后咳嗽减轻，痰不多，质稠。于12月14日行B超检查：提示宫内单胎，见胎心，宫腔右侧下段探及一无回声区（枯萎妊卵？）。经治疗患者咳嗽好转，继续予以治病与安胎并举，方选三子养亲汤合寿胎丸加减。处方：芥子10g，莱菔子10g，苏子10g，桑寄生10g，川续断10g，桑白皮10g，鱼腥草10g，杏仁10g，白术10g，茯苓10g。15付，日一付，水煎服。

**按语：** 因未避孕未孕3年查输卵管不通，行IVF-ET失败3次，每次均需重新取卵，卵少质量差属于中医的不孕症。患者舌淡红，脉沉细考虑为肾阴不足，冲任虚衰，胞脉失养，不能摄精成孕，故不孕；肾虚精少，冲任不足，故经量过少；肾虚不能濡养外府故腰酸。故本病属于不孕症，辨证肾阴虚，治法补肾益气，养阴调经，方选大补阴丸加减，龟甲、熟地黄、山茱萸、生地黄滋肾养阴补血；黄柏、知母清热泻火；茯苓、白术健脾益气以资气血生化之源，泽泻健脾祛湿；菟丝子、枸杞子补肾固冲任；甘草调和诸药。并结合调周治疗，经后期补肾养阴，排卵期后加补肾温阳之巴戟天、淫羊藿（仙灵脾）、紫河车等，全方共奏补肾养血，固冲调经之效。经治疗，患者肾气充实，脾气健旺，气血运行通畅，故经调，冲任气血能凝精成孕。因患者孕后出现腰酸，考虑肾气虚所致的胎动不安，予以寿胎丸合四君子汤加减治之，以达补肾养血，固冲安胎之效，则气血充盛，胎有所养。

## 【病例14】不孕（肾阴虚）——中医助孕成功（借卵）

冯某某，女，48岁，于2014年12月5日就诊。

**主诉：**自然流产后未避孕未孕4年，停经63天。

**病史：**患者自述既往月经规则，周期35天，经期3～4天，经量中，无血块，无痛经，末次月经2014年10月1日，现已经停经2个月，经未行，无不适，拟于明年5月行辅助生育技术借卵助孕，要求中药调理。舌淡红，苔薄白，脉沉。孕2产0，于2008年、2010年孕45天自然流产。妇检：子宫附件未见异常。

**西医诊断**：① 围绝经期综合征；② 不孕症。

**中医诊断**：② 月经后期；② 不孕症。

**辨证**：肾虚型。

**治法**：补肾填精，调经固冲。

**处方**：桃红四物汤加减。

**方药**：川续断10g，甘草10g，当归10g，川芎10g，鹿角霜10g，牛膝10g，益母草10g，红花10g，香附10g，菟丝子10g。7付，日一付，水煎服。

二诊（2014年12月19日）：经未行，纳可，无不适。B超：Em 9mm，Lf1.7cm×1.4cm。继续予以活血化瘀通经之桃红四物汤加减。处方：当归10g，白芍10g，川芎10g，菟丝子10g，桃仁10g，枸杞子10g，牛膝10g，丹参10g，赤芍10g，艾叶10g。7付，日一付，水煎服。

三诊（2014年12月24日）：昨日经行，经量中等，无痛经，无血块，现无不适，纳可，夜寐可，二便调。舌淡红，苔薄白，脉沉细。考虑经后期予以补肾养阴填精，予以左归丸加减。处方：山茱萸10g，甘草10g，何首乌20g，枸杞子10g，覆盆子10g，菟丝子10g，白芍10g，山药10g，鹿角胶10g（烊化），黄芪20g，紫河车10g。12付，日一付，水煎服。

四诊（2015年1月7日）：月经周期第12天，无不适，舌淡红，苔薄白，脉沉细。考虑排卵期，予以补肾温阳。处方：巴戟天10g，淫羊藿（仙灵脾）10g，白芍10g，枸杞子10g，菟丝子10g，山茱萸10g，山药10g，何首乌20g，续断10g，紫河车10g。15付，日一付，水煎服。

五诊（2015年2月4日）：停经30天，经未行，脉细。处方：黄芪20g，生党参20g，白术10g，茯苓10g，当归10g，川芎10g，山茱萸10g，鹿角胶10g（烊化），枸杞子10g，覆盆子10g，菟丝子10g，丹参10g。15付，日一付，水煎服。

六诊（2015年6月24日）：停经2月余，经未行，有行冻胚移植计划，脉细弦。考虑肾气亏虚，血海不能按时满溢，故月经后期，治以补肾填精，活血通经。处方：山茱萸10g，鹿角胶10g（烊化），当归10g，川芎10g，茯苓10g，川续断10g，枸杞子10g，覆盆子10g，菟丝子10g，紫河车10g，丹参10g。10付，日一付，水煎服。

七诊（2015年7月6日）：经治疗后，经未行，无不适。在上方基础加桃仁10g，红花10g。7付，日一付，水煎服。

八诊（2015年7月15日）：经未行。查B超：子宫内膜1.6cm，觉下腹胀痛、腰酸胀，舌淡，苔薄白，脉沉细。继续予以补肾活血通经。处方：桃仁10g，红花10g，赤芍10g，当归10g，川芎10g，川续断10g，太子参10g，鹿角胶10g（烊化），牛膝10g，益母草10g，丹参10g，牡丹皮10g，艾叶10g，川楝子10g，紫河车10g。14付，日一付，水煎服。

九诊（2015年8月20日）：于7月29日经行，于8月17日移植1个冻胚，现胚胎移植第4天，无不适，舌淡红，苔薄白，脉沉弱。考虑移植后予以补肾健脾益气安胎，方选寿胎丸合四君子汤加减。处方：黄芪20g，生党参20g，白术10g，茯苓10g，甘草10g，菟丝子10g，川续断10g，桑寄生10g，阿胶10g，石斛10g。7付，日一付，水煎服。同时予以黄体酮注射液40mg，肌注，日行一次。

十诊（2015年8月27日）：胚胎移植第11天，无不适，舌淡红，苔薄白，脉细滑。继续予以补肾健脾益气安胎，方选寿胎丸合四君子汤加减，上方加黄芩10g。7付，日一付，水煎服。同时予以黄体酮注射液40mg，肌注，日行一次。补佳乐2片，每日2次。

十一诊（2015年9月2日）：胚胎移植第17天，觉腰酸，余无不适，舌淡红，苔薄白，脉细滑。查尿HCG：阳性。 血：HCG 11514mIU/ml，P 5.79ng/ml，继续予以补肾健脾益气安胎，方选寿胎丸合四君子汤加减，上方去黄芪、石斛，加杜仲10g、何首乌10g。7付，日一付，水煎服。同时予以黄体酮注射液40mg，肌注，日行一次。补佳乐2片，每日2次。

十二诊（2015年9月7日）：胚胎移植第22天，觉腰酸，阴道少量流血半天，舌淡红，苔薄白，脉细滑。查尿：HCG阳性。血：HCG 31790mIU/ml，P 17.14ng/ml。B超：宫内见孕囊，形态不规则，见卵黄囊及少许胚芽，未见胎心。考虑患者年龄已经48岁，肾气渐衰，肾虚则冲任受损，不能维系胎元，胎元不固则胎动不安，继续予以补肾健脾益气安胎，方选寿胎丸合四君子汤加减，上方加墨旱莲10g、女贞子10g。7付，日一付，水煎服。同时予以黄体酮注射液60mg，肌注，日行一次。补佳乐2片，每日2次。

十三诊（2015年9月13日）：胚胎移植第28天，经治疗已无阴道流血，腰酸缓解，纳可，二便调。考虑治疗后病情好转，继续予以补肾健脾益气安胎，方选寿胎丸合当归芍药散加减。处方：菟丝子10g，川续断10g，桑寄生10g，阿胶10g，白芍20g，麦冬10g，当归10g，白术10g，太子参20g，石斛10g，淮山药15g，甘草10g。5付，日一付，水煎服。

十四诊（2015年9月18日）：胚胎移植第33天，经治疗已无阴道流血，腰酸缓解，口干，盗汗，恶心，纳可，二便调。舌质稍红，苔薄白，脉细滑。考虑患者口干，盗汗，舌红为阴虚所致，在补肾健脾益气安胎基础上加养阴清热之品，方选寿胎丸合二至丸加减。处方：菟丝子10g，川续断10g，桑寄生10g，阿胶10g，白术20g，女贞子10g，墨旱莲10g，桑叶10g，竹茹10g，石斛10g，甘草10g。7付，日一付，水煎服。

十五诊（2015年9月25日）：胚胎移植第40天，经治疗口干、盗汗缓解，觉恶心欲吐，纳差，二便调。舌质稍红，苔黄腻，脉细滑。血：HCG 225000mIU/ml，

P 25.3ng/ml。考虑患者恶心欲吐、纳差为脾虚所致，在补肾安胎基础上加健脾益气之品，方选寿胎丸合异功散加减，处方：菟丝子10g，川续断10g，桑寄生10g，阿胶10g，白术20g，竹茹10g，法半夏10g，陈皮10g，太子参10g，石斛10g，甘草10g。14付，日一付，水煎服。

十六诊（2015年10月10日）：孕8周，偶有恶心呕吐，大便稍干，纳寐可，二便调。舌质稍红，苔少，脉细滑。考虑患者恶心欲吐、纳差为脾虚所致，在补肾安胎基础上加健脾益气之品，方选寿胎丸合异功散加减。处方：菟丝子10g，川续断10g，桑寄生10g，阿胶10g，黄芪20g，太子参10g，石斛10g，沙参10g，太子参10g，山药10g，甘草10g。7付，日一付，水煎服。

**按语**：该患者自然流产后未避孕未孕4年，停经63天，属于中医的不孕症，月经后期。该患者年已48岁，肾气已衰，冲任气血亏虚，血海不能按时满溢故月经后期；肾气亏虚，不能摄精成孕故不孕。《素问·上古天真论》曰："女子……七七，任脉虚，太冲脉衰少，天癸竭，地道不通，故形坏而无子也。"舌淡红，苔薄白，脉沉说明肾阳虚。故辨证为肾阳虚证。治法补肾填精，调经固冲，方选桃红四物汤加减，方中当归、川芎、红花、香附养血行气活血，川续断、鹿角霜、菟丝子补肾填精壮阳，益母草、牛膝引血下行，甘草调和诸药。加用紫河车、鹿角胶等血肉有情之品补肾填精，使冲任气血充盛则经行，并结合周期治疗，经后予以补肾养阴，排卵后补肾壮阳，经前期活血化瘀通经，在此基础上通过借卵后予以胚胎移植，出现腰酸、阴道流血属于中医的胎动不安，考虑为脾肾两虚所致，治予补肾健脾、益气安胎之寿胎丸合四君子汤加减，方中菟丝子补肾益精，固摄冲任，肾旺自能萌胎，桑寄生、川续断补益肝肾，养血安胎；阿胶补血；党参、黄芪、白术、茯苓健脾益气安胎，通过补益后天脾胃资气血生化之源以补先天；石斛养阴生津；甘草调和诸药；以达补肾养血，固冲安胎之效，气血充盛，胎有所养。

## 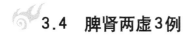 3.4 脾肾两虚3例

**【病例15】痛经、月经后期PCOS——脾肾两虚——补肾活血**

苏某某，女，34岁，于2014年5月30日就诊。

**主诉**：月经周期推后，未避孕未孕2年。

**现病史**：患者自诉近2年来月经周期推后，周期37～45天，月经量少，色暗红。末次月经2014年5月30日，现经行第1天，量少，色暗红，经前腹痛，夜梦多。于1年前曾在外院诊断为"多囊卵巢综合征"，服用达英-35治疗，现已经停药，月经周期37～45天，有生育要求，未避孕未孕2年。月经14岁初潮，2～3/37～45天，月经量少，痛经，孕1产1，于2009年顺产1女婴。性激素六项（2014年3月30日）：FSH 6.12IU/L，LH 13.5IU/L，PRL 13.82ng/ml，$E_2$ 17.09pg/ml，P 0.19ng/ml，T 0.6ng/ml（0.11～0.57ng/ml）。舌淡红，边有齿印，苔薄白，脉沉弱。

**西医诊断**：多囊卵巢综合征。

**中医诊断**：①月经后期；②不孕症；③痛经。

**辨证**：脾肾两虚。

**治法**：补肾益气，温养冲任。

**处方**：归芍地黄丸加减。

**方药**：当归10g，白芍20g，山茱萸10g，淮山药10g，熟地黄20g，鹿角胶10g（烊化），黄芪20g，白术10g，柴胡10g，陈皮5g，甘草10g，香附10g，续断10g。15付，日一付，水煎服。

二诊（2014年6月18日）：月经周期第18天，末次月经2014年5月30日，5天干净，量中等，经来推后，现无不适，舌淡红，苔薄白，脉沉弱。继续予以补肾健脾益气调经治疗，处方：黄芪20g，当归10g，鹿角胶10g（烊化），白术10g，柴胡10g，山茱萸10g，陈皮5g，甘草10g，茯苓10g，紫河车10g，续断10g。15付，日一付，水煎服。

三诊（2014年7月14日）：月经周期第15天，末次月经2014年6月30日，经期5天干净，痛经，经量少，周期30天，大便溏烂，日行2～3次。舌淡红，苔薄白，脉沉弱。经治疗患者月经周期正常，继续守方出入治疗，处方：当归10g，白芍20g，白术10g，鹿角胶10g（烊化），黄芪20g，续断10g，菟丝子10g，紫河车

10g，熟地黄20g，柴胡10g，淮山药10g，山茱萸10g。15付，日一付，水煎服。在此基础上治疗2个月。

四诊（2014年9月12日）：月经周期第13天，末次月经2014年8月30日，周期30天，痛经，夜寐差梦多，舌淡红，边有齿印，脉沉弱。复查性激素六项（2014年9月4日）：FSH 7.06IU/L，LH 5.4IU/L，PRL 16.85ng/ml，$E_2$ 63.56pg/ml，P 0.13ng/ml，T 0.45ng/ml（0.11～0.57ng/ml）。今B超：子宫大小正常，内膜厚7mm，左卵泡0.9cm×0.8cm，右卵泡0.9cm×0.7cm。

考虑卵泡不长，予以补肾填精壮阳助卵泡发育之左归丸加减，处方：鹿角胶10g（烊化），紫河车10g，菟丝子20g，枸杞子10g，五味子5g，当归10g，白芍20g，淫羊藿（仙灵脾）10g，巴戟天10g，甘草10g，续断10g。15付，日一付，水煎服。

五诊（2014年10月8日）：月经周期第8天，末次月经2014年10月1日，周期30天，经行6天干净，经量偏少，夜寐差，梦多，舌淡红，边有齿印，脉沉弱。考虑经后期予以补肾填精助卵泡发育，处方：鹿角胶10g（烊化），山茱萸10g，白术10g，茯苓15g，续断10g，丹参15g，甘草10g，菟丝子10g，白芍20g，淮山药10g。10付，日一付，水煎服。

六诊（2014年10月20日）：月经周期第20天，末次月经2014年10月1日，周期30天，纳差，夜寐差，梦多，舌淡红，边有齿印，脉沉弱。B超监测：卵泡不长。考虑经后期予以补肾填精壮阳，处方：鹿角胶10g（烊化），紫河车10g，菟丝子20g，枸杞子10g，五味子5g，当归10g，白芍20g，淫羊藿（仙灵脾）10g，巴戟天10g，甘草10g，续断10g。15付，日一付，水煎服。在此基础上结合月经周期调周治疗，月经后期补肾填精，排卵后加用温肾壮阳治疗3个月。

七诊（2015年1月14日）：月经周期第17天，末次月经2014年12月28日，周期29天，舌淡红，边有齿印，脉沉弱。于月经周期第14天行B超监测：内膜8mm，Lf17mm×18mm，可排卵。考虑有成熟卵泡排出，予以补肾安胎之寿胎丸加减治疗，处方：菟丝子20g，当归10g，川芎10g，甘草10g，川续断10g，山茱萸10g，桑寄生10g，阿胶10g（烊化），白术10g。15付，日一付，水煎服。

在此基础上治疗，于2015年7月1日复诊，停经41天，LMP20/5，下腹隐痛10余天，无阴道流血，白带正常，纳寐可，偶有咳嗽。血HCG：2362mIU/ml。舌淡红，苔薄白，脉细滑。予以补肾健脾，益气安胎之寿胎丸合四君子汤加减治疗，处方：菟丝子10g，川续断10g，杜仲10g，桑寄生10g，阿胶10g，白术10g，茯苓10g，生党参20g，当归10g，白芍10g。7付，日一付，水煎服。

**按语**：该患者月经后期，未避孕未孕2年，而且经行痛经，属于中医学的"月经后期，痛经，不孕症"范畴。患者舌淡红，边有齿印，脉沉弱考虑为脾肾两虚所致。先天肾气不足，肾虚精血亏少，脾虚不能运化水谷精微，气血化生匮乏，冲任亏虚，血海不能按时满溢，故月经后期、量少；肾虚，冲任虚衰，不能摄精成孕，故不孕；肾精不足，不能濡养胞宫冲任，故下腹隐痛；肾阴不足，虚火上扰心神故夜寐欠佳。故诊断月经后期、痛经、不孕，辨证脾肾两虚，治法补肾健脾，养血调经，方选归芍地黄丸加减。方中山茱萸、熟地黄、淮山药补肾养血填精，续断、鹿角胶补益肾的阴阳，当归、白芍补血柔肝养阴，黄芪健脾益气，合淮山药以补脾益气助脾胃运化，以资后天气血生化之源；香附、柴胡、陈皮行气活血通经，补中有行；甘草调和诸药。全方补养肝脾肾精血，冲任气血充盛，血海按时满溢，故经行。在此基础上结合月经周期治疗，经后补肾养阴，排卵期补肾助阳，补中有行，补而不滞，填精益髓，冲任得固，故经治疗后，患者受精成孕。孕后补肾益气安胎，故肾气盛，气血旺，则胎自安。

## 【病例16】不孕症（脾肾两虚）——左归丸加减——IVF成功

陈某，女，45岁，于2013年10月7日初诊。

**主诉**：不避孕不孕10年，IVF失败四次。

**病史**：患者自诉婚后未避孕未孕已经10年，7年前开始行辅助生育技术助孕，已经四次移植，其中1次孕3月胚胎停育行清宫术，其余3次不着床，无冻胚待移植。第二次取卵于13年，配成4个囊胚，移植3个囊胚（第四次移植）不成功。拟重新启动辅助生殖技术助孕，月经13岁初潮，周期推后40～45天一行，量偏少，无痛经，末次月经10月2日，舌淡苔薄白，脉沉细。孕0产0。

**西医诊断**：不孕症。

**中医诊断**：① 不孕症；② 月经后期。

**辨证**：脾肾两虚。

**治法**：补肾健脾。

**处方**：左归丸加减。

**方药**：白芍20g，白术10g，茯苓10g，甘草10g，川续断10g，香附10g，艾叶10g，山茱萸10g，鹿角胶10g，菟丝子10g，枸杞子10g。10付，日一付，水煎服。

二诊（2013年10月21日）：月经期第19天，拟23/10降调。查FSH：9.39IU/L。舌淡苔薄白，脉细弱，因FSH偏高考虑肾阴亏虚，故用大补阴煎补肾养阴，四物汤养血补血，加香附理气行滞。方药：龟甲10g，知母10g，黄柏10g，熟地黄10g，枸杞子10g，甘草10g，当归10g，川芎10g，香附10g，白芍20g。15付，日一付。水煎服。

三诊（2013年11月13日）：停经41天，经未行，无不适，查尿HCG（−）。继续在上方基础上加山茱萸10g、黄柏10g。7付，日一付。水煎服。

四诊（2013年12月1日）：LMP 14/11，4天，量常，色偏暗，无血块，无痛经，周期41天。于20/11已予达菲林行第2周期降调。现月经周期的第16天，予以右归丸温补肾阳。方药：巴戟天10g，淫羊藿（仙灵脾）10g，山茱萸10g，菟丝子20g，枸杞子10g，川续断10g，鹿角胶10g，紫河车10g，白术10g，淮山药10g。7付，日一付。水煎服。

五诊（2013年12月20日）：拟明日取卵，LMP 14/11，要求移植后用药。患者平素脾肾两虚，移植后宜补肾健脾、养血安胎。方选寿胎丸合生脉散加减，方药：川续断10g，桑寄生10g，阿胶10g（烊化），白芍10g，菟丝子10g，何首乌10g，当归身10g，白术10g，太子参10g，麦冬10g。14付，日一付，水煎服。

六诊（2014年1月10日）：移植后第15天，无不适，于昨天（9/1）查血：HCG 1212mIU/ml，P＞40ng/ml。舌淡苔薄白，脉细滑。考虑患者既往有胎停史，系肾气虚不能系胎，胎元不固，继续予以寿胎丸合四君子汤加减以补肾健脾，益气安胎。方药：菟丝子10g，川续断10g，桑寄生10g，阿胶10g（烊化），白术10g，茯苓10g，白芍10g，甘草10g，生党参12g，麦冬10g，淮山药10g，石斛10g。14付，日一付，水煎服。

七诊（2014年1月24日）：移植后29天，3天前开始觉恶心欲吐，余无不适，纳欠佳，夜寐可，二便调。舌淡红，苔薄白，脉细滑。B超提示：宫内早孕，见胎心、胎芽，多发性子宫肌瘤。考虑妊娠合并子宫肌瘤，肾虚血瘀，予以寿胎丸合当归芍药散加减补肾健脾，养血安胎。方药：白芍20g，当归身10g，白术10g，茯苓10g，桑寄生10g，续断10g，菟丝子10g，阿胶10g（烊化），淮山药10g，太子参12g。15付，日1付，水煎服。在此基础上，守方出入至孕12周，定期产检，患者已经顺产1孩。

**按语：** 该患者婚后10年不孕属于不孕症。根据患者的月经后期、经量偏少、不孕、舌淡、脉沉考虑患者脾肾两虚。肾虚冲任虚衰，不能摄精成孕，而致不孕；冲任失调，血海失司，故月经后期，量少。舌淡苔薄白，脉沉细均为脾肾两虚的表现。治则补肾健脾养血，方选左归丸合当归芍药散加减。针对胚胎移植不着床，调理子宫，方选当归芍药散，因舌淡，脉细，予以白芍、白术、茯苓、甘草等药健脾为主；艾叶、山茱萸、鹿角胶、川续断补肾暖宫；针对卵巢功能欠佳用补肾填精的菟丝子、枸杞子，加行气的香附以防滋腻之品碍脾胃之运化。全方补肾健脾，养血填精；同时根据中医治未病的原则，在移植后予以未病先防，予以寿胎丸合四君子汤加减补肾健脾安胎，并加当归、白芍予以养血和血，使得肾气盛，脾气健，冲任气血充盛，故有子。

## 【病例17】不孕症（脾肾两虚）——IVF（丈夫输精管堵塞）中医助孕成功

陈某某，女，32岁，于2013年12月6日就诊。

**主诉**：婚后未避孕未孕3年。

**病史**：患者自诉未避孕未孕3年，月经规则，周期推至37～40天，经量偏少，3天干净，经色暗淡，无痛经，末次月经11月20日。因丈夫输精管堵塞行辅助生育技术助孕三次均失败，分别在2012年7月与11月、2013年7月移植失败，其中不着床2次。拟本月再次行辅助生育技术移植胚胎，面色晦暗，舌淡红，苔薄白，脉细弱。孕0产0。

**西医诊断**：不孕症。

**中医诊断**：① 不孕症；② 月经后期。

**辨证**：脾肾两虚。

**治法**：补肾养血调经。

**处方**：左归丸加减。

**方药**：巴戟天10g，川续断10g，淫羊藿（仙灵脾）10g，鹿角胶10g，菟丝子10g，山茱萸10g，当归10g，川芎10g，白芍20g，茯苓10g，太子参12g，麦冬10g，淮山药10g。5付，日一付，水煎服。

二诊（2013年12月11日）：月经周期第21天，今将行胚胎移植，要求中药保胎，舌淡红，苔薄白，脉细弱。根据治未病的原则，予以补肾健脾益气安胎的寿胎丸合四君子汤加减治疗。处方：菟丝子20g，川续断10g，桑寄生20g，阿胶10g（烊化），太子参10g，白术10g，茯苓10g，甘草10g，白芍20g。14付，日一付，水煎服。

三诊（2013年12月23日）：移植第12天，偶有腰酸、下腹刺痛，无阴道流血，舌淡红，苔薄白，脉细滑。自测尿HCG（+）。考虑胎动不安为肾虚所致，继续在上方的基础出入治疗。方药：菟丝子20g，阿胶10g（烊化），桑寄生20g，川续断10g，白术10g，茯苓10g，杜仲10g，甘草10g。7付，日一付，水煎服。

四诊（2014年1月10日）：移植后1个月，于5天前开始出现下腹牵扯痛，阴道出血量多，色鲜红，遂到区生殖中心就诊。B超提示：宫内双胎妊娠（$1m^+$，双绒双羊双胎），见胚芽及胎心，予以黄体酮40mg肌注，以及安络血治疗止血，昨晚开始又出现阴道少量出血，色鲜红，觉下腹隐痛，余无不适。舌质稍红，苔白，脉细滑。考虑胎动不安为肾虚血热所致，予以补肾安胎、养阴清热，予以保阴煎加减治疗。处方：菟丝子20g，川续断10g，杜仲10g，甘草10g，白术10g，茯苓10g，黄芩10g，桑寄生20g，仙鹤草10g，桑叶10g，墨旱莲10g。7付，日一付，水煎服。

五诊（2014年1月17日）：经治疗后患者已无腹痛和阴道流血，纳可，二便调。舌淡红，苔薄白，脉细滑。继续予以补肾益气、养阴安胎的寿胎丸合生脉散加减治疗。处方：菟丝子20g，川续断10g，桑寄生20g，阿胶10g（烊化），太子参10g，麦冬10g，五味子5g，甘草10g，白芍20g。14付，日一付，水煎服。经治疗，患者已经分娩双胎。

**按语**：患者婚后未避孕未孕3年，月经周期推后属于中医的不孕症、月经后期。根据患者月经后期、月经量偏少、面色晦暗、舌淡红、脉沉细考虑为肾虚所致。肾精亏虚，冲任虚衰不能摄精成孕，故不孕；肾精不足，血海不能按时满溢故月经后期，月经量偏少，经色暗淡；肾精不足，不能荣养其颜面故面色晦暗；舌淡红，脉沉细均为肾虚的表现。故本病诊断为不孕症、月经后期；辨证为脾肾两虚型，治法补肾养血调经，方选左归丸加减。在补肾养阴填精的基础上加温肾壮阳的巴戟天、淫羊藿（仙灵脾），方中当归、川芎、白芍补养阴血，茯苓、淮山药健脾以资气血生化之源，太子参、麦冬益气养阴，菟丝子、山茱萸、鹿角胶、川续断补肾填精，全方共奏补肾养血填精，使得肾气盛，脾气健，冲任气血调达，故有子。根据中医治未病的原则，在移植时就开始予以补肾健脾、益气安胎的寿胎丸合四君子汤加减治疗。孕后因肾气亏虚，封藏失职，胎元不固，故胎动不安，出现腰酸、下腹隐痛、阴道流血。根据患者阴道流血色鲜红，量较多，舌红，考虑为肾阴不足，阴虚内热所致，故予以补肾养阴清热的保阴煎加减治疗，方中菟丝子、川续断、桑寄生、杜仲补肾安胎，白术、茯苓健脾以资气血生化之源以养胎，黄芩、仙鹤草、桑叶、墨旱莲养阴清热止血安胎，甘草调和诸药，使得肾气盛，脾气健，虚热清则胎安。

## 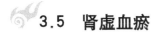 3.5　肾虚血瘀

### 3.5.1　输卵管因素4例

**【病例18】不孕（输卵管通而不畅、内膜薄）——肾阴虚血瘀证**

杨某，女，34岁，于2015年5月12日就诊。

**主诉**：未避孕未孕1年。

**病史**：患者于2012年顺产1孩，健康，现未避孕未孕1年，性生活正常。输卵管造影提示：双侧输卵管通而不畅，于2014年7月行辅助生育技术助孕，取卵少，配成1个鲜胚移植宫内未能受孕。平素月经规则，周期33～35天，末次月经5月3日，经期4～6天，经量中等，经色鲜红，经行下腹隐痛，有血块，现服用戊酸雌二醇片已经2个月。夜寐欠佳，口干，纳可，二便调。面色晦暗瘀斑重，舌红暗，苔少，脉细弦。丈夫精液分析：正常。孕3产1，顺产1胎，人流2次。

**西医诊断**：继发性不孕。

**中医诊断**：不孕症（肾阴虚夹瘀证）。

**辨证**：肾阴虚夹瘀证。

**治法**：补肾养阴，活血化瘀。

**处方**：大补阴丸加减。

**方药**：知母10g，黄柏10g，龟甲10g，生地黄12g，当归10g，白芍15g，山茱萸10g，山药15g，牡丹皮15g，丹参15g，鬼箭羽10g，鸡血藤15g，女贞子12g，墨旱莲12g，甘草6g。7剂，日一剂，水煎服。

二诊（2015年5月14日）：月经周期第12天，服上药后症状缓解。B超监测：子宫内膜厚4mm，右卵泡16mm×15mm。考虑排卵期，在补肾养阴的基础上温肾壮阳，处方：山茱萸10g，龟甲10g，生地黄12g，熟地黄12g，菟丝子15g，枸杞子10g，覆盆子10g，太子参12g，川楝子10g，鹿角胶10g（烊化），紫河车10g，甘草6g。5剂，日一剂，水复煎服

三诊（2015年5月19日）：月经周期第17天。B超监测：子宫内膜厚5mm，右卵泡20mm×13mm。自觉乳房胀痛，舌红，苔少，脉细弦。有成熟卵泡，指导同房。处方：太子参10g，麦冬10g，巴戟天10g，当归10g，菟丝子15g，枸杞子10g，覆盆子10g，鸡血藤15g，龟甲10g，鹿角胶10g，紫河车10g，甘草6g，白

芍20g，柴胡3g。7剂，日一剂，水煎服。

四诊（2015年6月16日）：因"停经43天，下腹隐痛、阴道少量流血2天"就诊。患者近2天来出现下腹隐痛，阴道少量流血，色鲜红，腰酸，口干，舌质稍红，苔薄白，脉细滑。查尿HCG：阳性。B超提示：子宫内见无回声区6mm，子宫大小71mm×63mm×49mm。处方：太子参10g，麦冬10g，五味子5g，白芍20g，黄芩10g，白术10g，女贞子12g，菟丝子15g，枸杞子10g，续断10g，桑寄生15g，甘草6g，墨旱莲12g，阿胶10g（烊化）。7剂，日一剂，水煎服。

五诊（2015年6月23日）：经治疗后患者已无腹痛以及阴道流血，纳可，二便调。舌淡红，苔少，脉细滑。B超监测：宫内早孕，见胎心胎芽。血：HCG 11350.36IU/L，P 72.87ng/ml。处方：在上方的基础去黄芩、白术，加石斛10g。

**按语：**该患者性生活正常，未避孕未孕1年，而且行辅助生殖技术助孕失败1次，可诊断为不孕症，属于继发性不孕。该患者面色晦暗，口干，舌红，苔少，脉细弦均为肾阴亏虚的表现。而且患者面部瘀斑较重，经行下腹痛、有血块，舌暗，脉弦均为血瘀证的表现。故证型为肾阴虚夹瘀。治法补肾养阴，活血化瘀。方药予以归芍地黄丸、二至丸和大补阴丸，在补肾养阴基础上加上活血化瘀的牡丹皮、丹参、鬼箭羽、鸡血藤等。同时结合月经周期根据阴阳的转化辨证用药，在排卵期，由于子宫内膜较薄，在补肾养阴的基础上，加用鹿角胶、紫河车、巴戟天、覆盆子等温肾壮阳，太子参健脾益气，川楝子疏肝升发促内膜生长、卵泡发育。排卵后在补肾养阴的基础上，加用鹿角胶、紫河车、巴戟天、覆盆子等温肾壮阳。经治疗后患者得以妊娠，孕后出现下腹隐痛、阴道少量流血属于胎动不安，证型为肾阴虚血热型，经予以补肾养阴清热、健脾益气安胎之生脉散、寿胎丸合二至丸加减治疗后，B超提示活胎，取得很好的疗效。

## 【病例19】不孕症、月经先期、月经过少（阴虚夹有湿热）

范某，女，40岁，农民，于2013年9月10日初诊。

**主诉**：月经量少5年，未避孕不孕3年。

**病史**：患者自诉于5年前开始周期提前（21～22天），月经量减少，3天干净，经色鲜红、质地稠，无痛经。分别于1996年、2010年孕4W$^+$胚胎停育流产，自2010年至今未孕。时觉带下量稍多，色黄，无臭气，舌红，苔黄腻，脉沉细。B超：子宫附件未见异常。孕4产1，顺产1孩，自然流产2次，人流1次。

**中医诊断**：①月经先期；②月经过少；③不孕症。

**辨证**：阴虚夹有湿热。

**治法**：补肾滋阴，清热燥湿。

**处方**：三妙丸加减。

**方药**：地骨皮10g，黄柏10g，薏苡仁20g，苍术10g，白术10g，淮山药10g，桑叶10g，墨旱莲10g，何首乌20g，川续断10g。7付，日一付，水煎服。

二诊（2013年10月16日）：于10月10日经行，经量少，3天干净，经色鲜红，无痛经，周期23天，口干口苦，腰酸，舌红，苔黄腻，脉细沉。考虑经后期血海空虚，予以补肾养血，在四物汤的基础上加减。方药：当归10g，川芎10g，白芍20g，熟地黄10g，何首乌20g，淮山药10g，鹿角胶10g，川续断10g，薏苡仁10g，覆盆子10g，枸杞子10g，丹参12g。7付，日一付，水煎服。

三诊（2013年10月25日）：月经周期第16天，喉间有痰，咽干痛，白带不多，外阴不痒，舌红，苔黄腻，脉细。子宫输卵管造影提示：双侧输卵管伞端轻度粘连。考虑湿热瘀结下焦，治以清热利湿通管，方选二陈汤合保阴煎加减。方药：陈皮5g，茯苓10g，法半夏10g，甘草10g，黄芩10g，黄柏10g，川续断10g，薏苡仁10g，地龙10g，王不留行10g，丹参20g，石斛10g。15付，日一付，水煎服。

四诊（2013年11月15日）：于11月2日经行，经量偏少，经色鲜红，4天干净，周期23天。B超（13/11）：内膜1.1cm，卵泡回声最大为0.7cm×0.5cm。舌红，苔黄腻，脉沉。考虑卵泡发育不良，输卵管欠通畅，继续予以补肾滋阴的基础上加用活血通络药。方药：枸杞子10g，覆盆子10g，菟丝子20g，甘草10g，五味子

5g，黄柏10g，龟甲10g，鹿角胶10g（烊化），紫河车10g，炮穿山甲10g，地龙10g，王不留行10g。15付，日一付，水煎服。

五诊（2013年12月2日）：于11月27日经行，4天干净，经量稍增加，色暗红，无痛经，周期25天，觉牙龈胀，头胀闷，舌红，苔黄腻，脉弦。继续予以清热利湿通络之方药治疗，方药：陈皮5g，法半夏12g，茯苓10g，甘草10g，黄柏10g，柴胡10g，薏苡仁20g，地骨皮10g，白芍10g，地龙10g，炮穿山甲10g，皂角刺10g。7付，日1付，水煎服。

六诊（2013年12月21日）：月经周期25天，服上药后已无牙龈胀，无头胀痛，近5天痰多、色白，时有咳嗽，脉细弦。痰湿咳嗽予二陈汤燥湿化痰，理气和中。支原体多因湿热下注下焦所致，予四妙丸加减清热利湿。方药：法半夏10g，陈皮5g，甘草10g，黄柏10g，白术10g，茯苓10g，丹参12g，薏苡仁20g，皂角刺10g，炮穿山甲10g。15付，日1付，水煎服。

七诊（2013年12月30日）：停经34天。LMP：27/11，4天。仍咳嗽，咳痰，痰白质稀，无腰酸腹痛，无阴道流血，纳可，二便调，舌淡红，苔白腻，脉细滑。血：HCG 3493IU/L，P 13.55ng/ml。考虑患者2次胚胎停育史，为肾虚所致，根据中医治未病原则，未病先防，予以寿胎丸补肾安胎，且因痰湿咳嗽予三子养亲汤化痰理气止咳。方药：菟丝子20g，枸杞子10g，桑寄生20g，川续断10g，茯苓10g，柴胡5g，白术10g，茯苓10g，莱菔子10g，芥子3g，川贝母10g，苏子5g。7付，日一付，水煎服。

八诊（2014年1月8日）：停经43天，经治疗已无咳嗽、咳痰，纳可，二便调，舌淡红，苔薄白，脉细滑。继续予以寿胎丸合四君子汤加减治疗。

**按语：**患者月经周期提前、经量减少、流产后3年不孕，属于中医的月经先期、月经过少、不孕症。根据患者的舌红、苔黄腻、脉沉细，考虑患者阴虚湿热下注冲任所致。湿热内蕴伤及阴液，阴血亏虚故月经过少；湿热内蕴，热扰冲任，冲任不固，热迫血妄行故月经先期；湿热内蕴，气血运行不畅，湿热与瘀血相互搏结，冲任不通，而且湿热耗伤阴血，精血不足，冲任血海匮乏，不能摄精凝孕而导致不孕。湿热随经下注于前阴，日久生虫，湿热熏蒸，虫毒侵蚀而瘙痒难忍。故本病诊断为：① 月经先期；② 月经过少；③ 继发不孕。辨证为：阴虚夹有湿热。治法：滋阴补肾，清热燥湿。方用三妙丸加减清利湿热，结合月经周期治疗，经后期血海空虚，故予以补肾养阴的左归丸，并针对湿热瘀结所致的输卵管通而不畅，加用活血通络的王不留行、地龙、炮穿山甲，以及针对患者痰湿的二陈汤祛湿化痰，使得患者湿热去，肾阴渐长，冲任血海通畅，气血精液充盛，故有子。

## 【病例20】输卵管不孕（肾虚血瘀——桂枝茯苓丸合通管方）

梁某，女，28岁，于2012年1月18日初诊。

**主诉**：未避孕不孕3年。

**病史**：患者自述于2009年开始不避孕未孕，月经基本正常，周期30天，经期5～7天，经量偏少，经行明显痛经，以第1、2天重甚。于去年2月行子宫输卵管造影术：双侧输卵管通而不畅，双侧积水。B超提示多卵泡卵巢，无优势卵泡。妇检：外阴发育正常，阴道畅，宫颈光滑，子宫常大，活动欠佳，双附件增粗。舌淡红，苔薄白，脉弦。孕0产0。

**西医诊断**：不孕症。

**中医诊断**：不孕症。

**辨证**：肾虚血瘀。

**治法**：补肾养血，化瘀通络。

**处方**：桂枝茯苓丸加减。

**方药**：炮穿山甲10g，桂枝3g，地龙10g，王不留行10g，皂角刺10g，甘草10g，赤芍10g，川续断10g，当归10g，茯苓10g，菟丝子10g。共15付，日一付，水煎服。

二诊（2013年2月5日）：停经40天，末次月经2012年12月28日。前天自测尿HCG弱阳性，无特殊不适，无下腹疼痛，无阴道流血。B超提示：宫内未见孕囊样回声，内膜1.2cm，双附件区（-）。查血HCG、P，5天后复查B超。同时不适随诊，注意休息。

三诊（2015年12月9日）：上症，经治疗后自然妊娠，于2013年10月顺产，现未避孕未孕6个月，有二胎生育要求。今年6月开始未避孕未孕，月经周期规则（28天），量中，有少量血块，无痛经。G1P1。舌红，苔薄白，脉弦。考虑为输卵管不通畅所致的不孕，予以养血健脾的当归芍药散合通管汤加减。处方：当归10g，白芍20g，茯苓10g，王不留行10g，川续断10g，炮穿山甲10g，皂角刺10g，地龙10g，丹参10g，甘草10g，白术10g。共15付，日一付，水煎服。

**按语：**患者未避孕未孕3年，因双侧输卵管堵塞积水引起不孕，说明"瘀血阻滞"胞宫胞络，精卵不能结合而导致不孕症。而且B超提示多卵泡卵巢，考虑肾虚所致。瘀血阻滞，表现为舌暗，瘀血阻滞。故本病诊断为不孕症，辨证为肾虚血瘀，治法：补肾养血，化瘀通络。方选桂枝茯苓丸合通管方加减。方中君药桂枝温通经脉而行瘀滞，臣以王不留行、地龙、皂角刺、炮穿山甲化瘀通络；茯苓消痰利水，渗湿健脾；川续断、菟丝子补肝肾；佐以当归、赤芍和血养血，与诸祛瘀药合用，有养血活血之功；甘草调和诸药。全方共奏补肾养血、化

瘀消癥之功效，肾气盛，瘀血去，新血生，气血运
行通畅，故有子。

## 【病例21】不孕、月经后期（肾虚血瘀）——
输卵管欠通畅

韦某某，女，40岁，于2015年10月27日就诊。

**主诉**：月经周期推后，未避孕未孕3年。

**病史**：患者自诉自2011年8月顺产后开始出现月
经周期推后，周期40天至3个月，经量时多时少，经
色暗红，无痛经，末次月经10月15日，经期6天干净，
周期53天，前次月经8月22日。而且未避孕至今未孕
已经3年，于今年4月17日行子宫输卵管造影提示：右
输卵管通畅，左输卵管不通畅。孕4产1，人流3次。
舌淡红，苔薄白，脉沉。

**西医诊断**：继发性不孕。

**中医诊断**：① 不孕症；② 月经后期。

**辨证**：肾虚血瘀证。

**治法**：补肾填精，健脾益气。

**处方**：左归丸加减。

**方药**：巴戟天10g，熟地黄20g，山茱萸10g，淮山药15g，菟丝子15g，枸杞子10g，覆盆子10g，鹿角胶10g（烊化），甘草6g，当归10g，白芍20g，地龙10g，白术10g，茯苓15g，王不留行10g。7付，日一付，水煎服。

二诊（2015年10月31日）：B超示Em 4mm，Rf 13mm×10mm。无不适，舌红苔薄白，脉细。考虑卵泡发育较慢，予以补肾填精助卵泡发育，处方：太子参15g，麦冬10g，五味子5g，山茱萸10g，生地黄10g，菟丝子15g，枸杞子10g，覆盆子10g，甘草6g，鹿角胶10g（烊化），地龙10g。5付，日一付，水煎服。

三诊（2015年11月10日）：上症。B超监测卵泡：Em 9mm，Rf 21mm×12mm。考虑卵泡发育成熟，在指导同房的同时，中药补肾养阴的基础上加温肾活血的巴戟天10g、皂角刺10g，3付，日一付，水煎服。

四诊（2015年11月12日）：月经周期第28天，上症，无其他不适。今B超检测优势卵泡已经排出。根据中医治未病的原则予以补肾健脾益气安胎的寿胎丸合生脉饮加减，处方：太子参15g，麦冬10g，五味子5g，菟丝子15g，川续断15g，桑寄生15g，枸杞子10g，甘草10g，白芍20g，覆盆子10g。10付，日一付，水煎服。

五诊（2015年12月3日）：停经49天，于11月23日至29日阴道流咖啡色样分泌物，量少，双乳房胀痛，无下腹坠胀，查尿HCG（+），舌暗红，苔少，边有齿痕，脉沉细。考虑肾虚胎元不固引起胎动不安，故继续予以补肾健脾益气安胎，在上方的基础去覆盆子，加阿胶10g（烊化），3付，日一付，水煎服。

六诊（2015年12月5日）：停经51天，经治疗已经无阴道流血、无腹痛，余无不适，无特殊不适，舌淡红，苔薄白，脉细滑。血：HCG 470.77IU/L，P 8.41ng/ml。继续守方治疗14天。

**按语**：患者产后出现的月经周期推后、不避孕不孕3年，属于中医的月经后期、不孕症。根据患者的舌淡红、苔薄白、脉沉考虑患者肾阳不足，由于肾虚冲任虚衰不能摄精成孕，出现不孕；肾精亏虚，冲任血海空虚不能按时满溢故月经后期；舌淡红，苔薄白，脉沉均为肾虚的表现。故本病诊断为月经后期、不孕症，辨证为肾虚证，治则补肾填精、健脾益气，方选左归丸加减，方中熟地黄、山茱萸、淮山药补肾养血填精，当归、白芍补血柔肝养阴，白术、茯苓健脾以资后天气血生化之源；巴戟天、鹿角胶补益肾阳，以阴中求阳，地龙、王不留行活血通络以助输卵管疏通，甘草调和诸药。全方补养肝脾肾精血，冲任气血充盛，故有子。孕后由于肾虚胎元不固出现胎动不安，治以寿胎丸合生脉饮加减补肾益气安胎，寿胎丸出自《医学衷中参西录》，具有补肾安胎之功效，主治肾虚滑胎，及妊娠下血，胎动不安，胎萎不长者。方中菟丝子补肾益精，肾旺自能萌胎；桑寄生、续断补肝肾，固冲任，使胎气强壮；阿胶滋养阴血，加用生脉饮益气养阴，使得肾气盛，气血旺，则胎自安。

## 3.5.2　卵不长1例

### 【病例22】不孕症（肾虚证）——卵不长1例

伦某，女，31岁，于2014年10月31日初诊。

**主诉**：婚后未避孕未孕2年。

**病史**：患者自诉婚后未避孕未孕2年，平素月经规则，周期30天一行，7天净。末次月经10月17日，6天净，前次月经9月10日，周期36天，腰酸，纳可，寐欠佳。孕1产0，丈夫精液分析正常。舌淡暗，苔薄白，脉沉细。B超：左卵泡1.3cm×1.1cm，右卵泡0.8cm×0.8cm。

**中医诊断**：不孕症。

**辨证**：肾虚血瘀证。

**治法**：补肾养血，固冲调经。

**处方**：左归丸加减。

**方药**：皂角刺10g，丹参10g，鹿角霜10g，紫河车10g，甘草10g，川续断10g，赤芍10g，菟丝子10g，巴戟天10g，覆盆子10g。7付，日一付，水煎服。

二诊（2014年12月12日）：月经周期第23天，患者末次月经11月19日，周期33天，经行6天干净，量中，色红，有少许血块，行经有轻微腹痛，现觉腰胀，纳可，寐欠佳，二便调，舌淡暗，苔薄白，脉沉弱。12月8日监测卵泡：Em 0.8cm，Rf 1.0cm×0.9cm，0.4cm×0.3cm，5个卵泡；Lf 0.7cm×0.6cm，0.3cm×

0.3cm，4个卵泡。患者B超监测提示有卵泡不长，考虑肾气不足，冲任虚衰，不能摄精成孕，治以补肾温阳，固冲养血，方用左归丸加减。方药：当归10g，白芍10g，白术10g，丹参10g，川续断10g，巴戟天10g，山茱萸10g，枸杞子10g，覆盆子10g，鹿角胶（烊化）10g。12付，日一付，水煎服。

三诊（2015年1月19日）：停经61天，昨天阴道少量流血，咖啡色，腰酸痛，下腹部胀痛，时有欲解大便感。末次月经11月19日，平素月经正常，停经后测尿HCG为阳性。纳可，梦多，夜间易醒，大便质黏，小便正常。舌红，苔黄腻，脉细滑。B超示宫内早孕，见胎心，相当于孕$7^+$周。查：P 20.62pg/ml，HCG 129574.3IU/L。考虑患者孕后肾阴亏虚则内热，热扰冲任，迫血妄行；加上肾虚无以系胎，出现胎动不安，治以养阴清热，补肾固冲安胎，方选寿胎丸合二至丸加减。方药：墨旱莲10g，女贞子10g，黄芩10g，甘草10g，菟丝子10g，川续断10g，桑寄生10g，阿胶（烊化)10g，白术10g，麦冬10g，薄荷10g。7付，日一付，水煎服。

四诊（2015年1月30日）：停经72天，阴道流血已止，无腹痛，自觉腰胀，余无不适，纳可，寐欠佳，二便调。经治疗肾气充实，冲任得固，胎动乃安，故诸症消失，继续守方治疗，7付，日一付，水煎服。

五诊（2015年2月9日）：孕11周，现腰胀，下腹不适，舌淡红，苔薄白，脉细滑。故继续予补肾养血、固冲安胎治之，方选当归芍药散合寿胎丸加减。方药：川续断10g，桑寄生10g，阿胶（烊化）10g，菟丝子10g，淮山药10g，甘草10g，白术10g，茯苓10g，白芍10g，当归身10g。15付，日一付，水煎服。经治疗，于2015年2月25日复诊，已经孕13周，无不适。B超示宫内妊娠，单活胎，脉滑。患者经治疗后，肾气充实，冲任得固，胎有所养，胎乃安。

**按语**：患者不避孕不孕2年属于中医的不孕症。根据患者的舌淡暗、苔薄白、脉沉细考虑患者肾虚，由于肾虚冲任虚衰不能摄精成孕，出现卵泡发育不良导致不孕；肾虚不能濡养外府，故出现腰酸，下腹坠胀；舌淡暗，苔薄白，脉沉均为肾虚的表现。故本病诊断为不孕症，辨证为肾虚血瘀证。

四、杂病

治法补肾填精，健脾益气。方选左归丸加减，方中
以山茱萸养血益精，当归、白芍养血活血，巴戟
天、枸杞子、覆盆子、川续断补肾温阳促卵泡发
育，白术健脾益气，鹿角胶补阴助阳以养任督二
脉，丹参养血活血，甘草调和诸药。全方共奏补肾
活血，养血调经之功效，同时排卵期加活血通络的
皂角刺、赤芍等助卵泡成熟并排卵，使肾气盛，气
血调，冲任充盛，血海如期满溢，故月事以时下，
有子。孕后结合患者的舌脉予以辨证治疗，初始患
者舌红，苔黄腻，夜寐欠佳，考虑血热所致，予以
寿胎丸合二至丸加减清热安胎；清热后患者舌淡
红，苔薄白，考虑患者肾虚，予当归芍药散合寿胎
丸补肾养血，固冲安胎，寿胎丸出自《医学衷中参
西录》，具有补肾安胎之功效，主治肾虚滑胎，及
妊娠下血，胎动不安，胎萎不长者。方中菟丝子补
肾益精，肾旺自能萌胎；桑寄生、续断补肝肾，固
冲任，使胎气强壮；阿胶滋养阴血，加用当归芍药
散健脾益气，使得肾气盛，气血旺，则胎自安。

341

### 3.5.3 卵不破4例

【**病例23**】不孕症（肾阳虚血瘀）——输卵管
性不孕，卵不破——自然受孕

杨某某，女，28岁，于2013年9月25日初诊。

**主诉**：人流术后月经周期推后，未避孕未孕4年。

**病史**：患者自诉于2009年因早孕行人流术，术
后月经周期推后，周期为40～42天，末次月经9月
11日，经期4天，经量中等，无痛经。现已未避孕未
孕4年，腰酸，纳可，寐欠佳。孕1产0。造影提示：
左输卵管通畅，右输卵管通而不畅。B超监测：有优
势卵泡但不破。性激素六项：正常。舌淡苔白腻，脉
沉细。

**西医诊断**：不孕症（未破裂卵泡黄素化综合征）。

**中医诊断**：① 不孕症；② 月经后期。

**辨证**：肾阳虚血瘀。

**治法**：补肾填精，活血化瘀。

**处方**：归肾丸加减。

**方药**：菟丝子20g，太子参20g，白术10g，甘草

10g，川续断 10g，杜仲 10g，当归 10g，川芎 10g，巴戟天 10g，淫羊藿（仙灵脾）10g，鹿角胶 10（烊化）。15 付，日一付，水煎服。

二诊（2013 年 10 月 8 日）：月经周期第 28 天，患者末次月经 9 月 11 日，周期 40 天，经行 4 天干净，现觉腰酸痛，右下腹隐痛，纳可，寐欠佳，二便调，舌淡暗，苔薄白，脉沉弱。方药：淫羊藿（仙灵脾）10g，仙茅 10g，当归 10g，川芎 10g，甘草 10g，丹参 10g，益母草 10g，牛膝 10g，川楝子 10g，巴戟天 10g。7 付，日一付，水煎服。

三诊（2013 年 10 月 18 日）：月经周期第 37 天，经未行，无特殊不适，舌红苔薄白，脉沉弱。考虑经前期，予以活血通经，方药：龟甲 10g，知母 10g，白芍 20g，当归 10g，川芎 10g，桃仁 5g，川续断 10g，杜仲 12g，丹参 12g，益母草 10g，牛膝 10g。7 付，日一付，水煎服。

四诊（2013 年 10 月 25 日）：月经周期第 3 天，患者末次月经 10 月 22 日，周期 41 天，经量中等，至今未净，经前乳房胀痛，口干，多梦，二便调。舌淡暗，苔薄白，脉沉弱。患者舌淡说明肾阳虚，舌暗说明有瘀血，现为经后期在补肾养阴的基础上温肾壮阳，活血化瘀，方药：山茱萸10g，何首乌20g，熟地黄20g，丹参10g，川芎10g，当归10g，香附10g，白芍20g，鹿角胶10g，蒲黄炭10g，甘草10g，牡丹皮10g。10付，日一付，水煎服。

五诊（2013年11月8日）：月经周期第16天，咽痛、咳嗽、流清涕、头晕，于4/11行B超：Em 0.8cm，Lf 0.7cm×0.6cm，Rf 0.9cm×0.5cm，舌淡红，苔薄黄，脉浮。考虑风热感冒，予以疏风清热、和解少阳的小柴胡汤加减，方药：柴胡10g，山芝麻10g，黄芩10g，薄荷10g（后下），法半夏10g，荆芥10g，白芍10g，当归10g，甘草10g，白术10g，桑寄生20g。7付，日一付，水煎服。

六诊（2013年11月14日）：月经周期第23天，感冒已经痊愈，现无不适，纳可，寐欠佳，二便调，舌淡暗，苔薄白，脉沉弱。考虑经将行，予以疏肝理气的逍遥散加减。方药：当归10g，白芍20g，甘草10g，柴胡10g，川续断10g，白术10g，鹿角霜10g，益母草10g，巴戟天10g，川芎10g，熟地黄20g。14付，日一付，水煎服。

七诊（2013年11月28日）：月经周期第5天，患者末次月经11月23日，周期30天，经量中等，4天净，经前乳房胀痛，二便调。舌淡暗，苔薄白，脉细弦。现为经后期，在补肾养阴的基础上温肾壮阳，活血化瘀。方药：当归10g，白芍10g，熟地黄10g，山茱萸10g，何首乌20g，鹿角胶10g（烊化），川芎10g，香附10g，甘草10g，法半夏10g，陈皮5g，紫河车10g。7付，日一付，水煎服。

八诊（2013年12月5日）：月经周期第13天，无不适。今B超：Em 4mm，Rf 28mm×22mm，张力欠佳。舌暗红，苔薄白，脉细弱。右侧卵泡发育已达28mm×22mm仍未破裂，根据患者舌暗红、脉细弱为肾阳虚血瘀所致，予以补肾温阳、活血化瘀促卵泡破裂，处方：当归10g，川芎10g，甘草10g，香附10g，川续断10g，赤芍10g，杜仲10g，皂角刺10g，巴戟天10g，淫羊藿（仙灵脾）10g。7付，日一付，水煎服。

九诊（2013年12月16日）：月经周期第24天，大便稀，夜寐可，纳可，舌淡暗，苔薄白，脉沉弱。于7/12月经周期第15天行B超检查：Em 5mm，

Rf 22mm×26mm，张力差。考虑卵泡已经破裂，继续予以补肾温阳、活血化瘀的当归芍药散加减，方药：淫羊藿（仙灵脾）10g，巴戟天10g，当归10g，白芍20g，甘草10g，赤芍10g，川续断10g，杜仲10g，鬼箭羽10g，丹参12g，艾叶10g，白术10g。7付，日一付，水煎服。

十诊（2013年12月23日）：停经31天，经未行，周期30～40天，无不适，舌淡暗，苔薄白，脉细弱。考虑经将行，予以活血通经之四物汤加减，处方：当归10g，川芎10g，赤芍10g，香附10g，艾叶10g，牛膝10g，川续断10g，甘草10g，丹参12g，牡丹皮10g，淮山药10g，益母草10g。7付，日一付，水煎服。

十一诊（2013年12月30日）：停经38天，经未行，周期30～40天，无不适，晨起大便溏烂，日行一次。舌淡暗，苔薄白，脉细弱。考虑脾虚失于运化而致大便溏烂，予以健脾益气之香砂六君子汤加减，处方：白术10g，茯苓10g，生党参12g，砂仁5g，木香5g，益母草10g，鹿角霜10g，甘草10g，菟丝子10g，白芍20g，甘草10g，香附10g，牛膝10g。10付，日一付，水煎服。

十二诊（2014年1月10日）：停经49天，经未行，昨天下腹隐痛，已经乳胀10余天，舌淡暗，苔薄白，脉细弦。予以补肾活血通经，处方：黄芪20g，血竭5g，川续断10g，甘草10g，丹参12g，桃仁10g，益母草10g，牛膝10g，菟丝子10g，巴戟天10g，川芎10g，白术10g。7付，日一付，水煎服。

十三诊（2014年1月17日）：停经56天，经未行，现腰痛，口干，乳房胀痛，舌淡暗，苔薄白，脉细弦。处方：黄芪20g，淫羊藿（仙灵脾）10g，仙茅10g，香附10g，甘草10g，艾叶10g，牛膝10g，丹参12g，桃仁3g，益母草10g。7付，日一付，水煎服。

十四诊（2014年1月23日）：停经62天，觉体倦多梦，纳差，便溏，舌暗，苔薄白，脉细滑。B超：早孕，见胎心、胎芽。考虑孕后脾虚失于健运，予以补肾健脾安胎之寿胎丸合四君子汤加减。处方：菟丝子20g，桑寄生10g，黄芪20g，生党参10g，白术10g，当归10g，白芍10g，茯苓10g，甘草10g，砂仁5g（后下）。15付，日一付，水煎服。在此方基础出入治疗15天上症缓解，立产卡定期产检。

**按语**：患者月经周期推后、不避孕不孕4年属于中医的月经后期、不孕症。根据患者的舌淡、苔薄白，脉沉细考虑患者肾虚，由于肾虚冲任虚衰不能摄精成孕，出现卵泡发育不良导致不孕；肾虚精亏血少，冲任亏虚，血海不能如期满溢，致使月经后期；肾虚不能濡养外府，故出现腰酸，下腹坠胀。根据患者舌暗考虑患者有瘀血，瘀血阻滞，气血运行不畅，血海不能按时满溢故月经后期；瘀血阻滞胞宫胞脉，故卵泡不破。故本病诊断为月经后期、不孕症。辨证为肾阳虚血瘀证，治法补肾填精、活血化瘀，方选归肾丸加减。方中以山茱萸、熟地黄养血益精，当归、川芎养血活血，巴戟天、菟丝子、覆盆子、川续断、杜仲补肾温阳促卵泡发育，白术健脾益气，鹿角胶补阴助阳以养任督二脉，甘草调和诸药。全方共奏补肾活血，养血调经之功效，同时排卵期加活血通络的皂角刺、赤芍等助卵泡成熟并排卵，在着床期继续予以补肾活血之品助受精卵着床，使肾气盛，气血调，冲任充，血海如期满溢，故月事以时下，有子。孕后结合患者的舌脉予以辨证治疗，患者舌淡薄白，考虑患者脾肾两虚，予当归芍药散、四君子汤合寿胎丸补肾养血，固冲安胎，寿胎丸出自《医学衷中参西录》，具有补肾安胎功效，主治肾虚滑胎，及妊娠下血，胎动不安，胎萎不长者。方中菟丝子补肾益精，肾旺自能萌胎；桑寄生、续断补肝肾，固冲任，使胎气强壮；阿胶滋养阴血，加用当归芍药散、四君子汤健脾益气，使得肾气盛，气血旺，则胎自安。

## 【病例24】月经后期、不孕症（卵泡不破）

向某某，女，34岁，于2014年9月19日初诊。

**主诉：**月经周期推后2年，清宫术后未避孕未孕1年。

**病史：**平素月经推后，周期37～40天，末次月经9月9日，3天净，经量偏少，无痛经，阴道分泌物多、色黄，外阴痒。患者自诉于2013年3月孕90天胚胎停育行清宫术，术后未避孕未孕已经1年，于今年7月因

"输卵管不通及盆腔粘连"在宫腹腔镜下行"盆腔粘连分解+宫腔粘连分解术"，术中见输卵管通畅。B超监测卵泡提示"卵泡不破裂"。孕4产1，人流2次，剖宫产1胎，现小孩已5岁。舌淡，苔黄腻，脉沉弱。

**中医诊断**：① 月经后期；② 不孕症。

**辨证**：肾虚夹湿证。

**治法**：补肾健脾，养血调经。

**处方**：三妙散合艾附暖宫丸加减。

**方药**：苍术10g，黄柏10g，川续断10g，菟丝子10g，枸杞子10g，甘草10g，鹿角胶（烊化）10g，川芎10g，香附10g，艾叶10g，白术10g。15付，日一付，水煎服。

二诊（2014年9月29日）：月经周期第20天，自觉燥热，皮肤热，大便如羊屎状，口干，寐可。B超示右卵巢无回声，考虑为优势卵泡（1.9cm×1.5cm）（使用促卵针后查）。考虑卵泡已经成熟，予以补肾温阳活血，促卵泡破裂。方药：皂角刺10g，当归10g，川芎10g，川续断10g，菟丝子10g，鹿角胶（烊化）10g，北黄芪20g，苍术10g，枸杞子10g，覆盆子10g。10付，日一付，水煎服。

三诊（2014年10月17日）：宫腹腔镜术后3个月，末次月经10月11日，周期32天，经量中等，现月经周期第7天，今仍有少量流血，便秘，自觉燥热，口干。舌淡黄腻，脉细弦。因脉细弱且卵泡不破考虑肾阳虚，舌黄腻为湿热所致，治以三妙散清热利湿。方药：苍术10g，黄柏10g，川续断10g，菟丝子10g，枸杞子10g，石斛10g，覆盆子10g，川芎10g，丹参10g，赤芍10g，甘草10g。7付，日一付，水煎服。

四诊（2014年10月24日）：月经周期第14天，末次月经10月11日，经行7天干净，经量中，行经前及经期前两天乳房胀痛。现觉腰酸，手脚心出汗，口干，大便可。B超示内膜0.5cm，右卵巢见优势卵泡（2.7cm×1.6cm）。患者排卵期，治以补肾益气，活血调经以促卵泡破裂，方药：白芍20g，白术10g，淮山药10g，川续断10g，皂角刺10g，淫羊藿（仙灵脾）10g，砂仁5g，党参10g，丹参12g。15付，日一付，水煎服。

五诊（2014年11月14日）：月经周期第4天，末次月经11月11日，周期30天，至今未净，经行下腹牵扯痛，排卵期至今腰酸，经前乳房胀痛，现尿频。舌红苔黄腻，脉细弦。昨日查性激素六项：FSH 8.97mIU/ml，LH 3.60mIU/ml，PRL 8.90pg/ml，P 0.64ng/ml，$E_2$ 20.66ng/ml，T 46.51ng/ml。考虑经后期，血海空虚，治以滋阴补肾，养血调经，方选大补阴丸合生脉散加减。方药：太子参20g，麦冬10g，白芍10g，龟甲10g，知母10g，黄柏10g，熟地黄20g，当归10g，香附10g，枸杞子10g，山茱萸10g。10付，日一付，水煎服。

六诊（2014年11月26日）：月经周期第15天，末次月经11月11日，经行5天干净，现觉腹部凉，腰酸冷，口干，余无不适。今B超示子宫常大，内膜厚0.9cm，右卵巢优势卵泡（1.5cm×1.3cm）。治以滋阴补肾、养血调经，方选大补阴丸合生脉散加减。方药：枸杞子10g，菟丝子10g，太子参10g，麦冬10g，知母10g，黄柏10g，覆盆子10g，白芍10g，甘草10g，山茱萸10g，石斛10g。15付，日一付，水煎服。

七诊（2015年2月16日）：月经周期第29天，患者末次月经1月17日，乳胀，腰酸，下腹冰冷，舌淡红，苔薄白，脉细滑。测尿HCG（+）。考虑患者有胚胎停育史，现已经妊娠，根据中医治未病的原则，治以补肾养血、固冲安胎，方选寿胎丸合当归芍药散加减。

方药：菟丝子10g，川续断10g，阿胶（烊化）10g，桑寄生10g，太子参10g，白术10g，白芍10g，茯苓10g，当归10g，麦冬10g。10付，日一付，水煎服。

八诊（2015年2月27日）：患者妊娠5$^{+6}$周，无阴道流血，乳胀，腰酸，纳寐可，二便调。继续予补肾养血、固冲安胎，上方加石斛10g、杜仲10g，10付，日一付，水煎服。经治疗于3月16日患者复诊，B超检查提示宫内早孕，见胎心。

**按语**：患者月经周期37～40天，清宫术后未避孕未孕1年，故诊断为月经后期、不孕症，辨证为肾虚证。患者肾虚精血亏少，冲任不足，血海不能按时满溢，故经行错后，量偏少；肾虚冲任虚衰，不能摄精成孕故不孕；舌淡，脉沉弱为肾虚的表现。苔黄腻考虑为脾肾阳虚不能运化水湿，郁久化热所致；湿热下注故外阴瘙痒，故本病辨证为肾虚夹湿。治以补肾理气、养血调经，方选三妙散合艾附暖宫丸加减，方中苍术、黄柏清热燥湿，川续断、菟丝子、枸杞子补肾填精，鹿角胶、川芎、白术养血活血，香附、艾叶理气调经，甘草调和诸药，全方共奏补肾理气、养血调经之效。经治疗，患者肾气充实，脾气健旺，气血运行通畅，故经调，冲任气血能凝精成孕。因患者有胚胎停育史，而且孕后出现腰酸属于肾气虚所致的胎动不安，予以寿胎丸合当归芍药散加减治之，以达补肾养血、固冲安胎之效，则气血充盛，则胎有所养。

## 【病例25】不孕（肾虚型）——卵泡不破——自然妊娠

杨某某，女，30岁，于2012年12月12日就诊。

**主诉**：经行前后腰酸胀痛3年，未避孕未孕2年。

**病史**：患者自诉3年前因无痛人流术后患急性盆腔炎，治疗后出现经行及前后腰痛胀，口干舌燥，以夜寐时尤重，尿黄，月经基本正常，周期26～27天，量偏多，经前失眠，末次月经12月3日，经行4～6天干净。孕1产0，于2009年行人流1次。妇检：外阴正常，阴道畅，宫颈光，子宫后位、常大、活动、无压痛，双附件未及包块。舌暗红，苔薄白，脉沉弱。

**中医诊断**：不孕症。

**辨证**：肾阴虚血瘀证。

**治法**：补肾健脾养阴。

**处方**：知柏地黄丸加减。

**方药**：黄柏10g，知母10g，淮山药10g，山茱萸10g，牡丹皮10g，熟地黄10g，泽泻10g，茯苓10g，菟丝子10g，五味子5g，白术10g。7付，日一付，水煎服。

于2013年2月1日二诊：近觉口干，多饮水，夜寐欠佳，舌红苔黄腻，脉沉弱，继续在补肾壮腰的基础上清热祛湿，处方：黄柏10g，薏苡仁20g，知母12g，牡丹皮10g，熟地黄10g，枸杞子10g，山茱萸10g，丹参12g，桑寄生20g，淮山药10g，菟丝子10g。12付，日一付，水煎服。

于2013年2月27日三诊：于2月24日经行，现经行第4天，周期32天，仍有腰酸胀，无腹痛，经量多，色鲜红，有血块，量多，口干苦多饮，夜寐欠佳，舌红苔黄腻，脉细弦。在补肾壮腰的基础上养阴生津，处方：何首乌20g，白芍20g，当归10g，川续断10g，桑寄生20g，茯苓10g，天花粉10g，柴胡10g，葛根10g，枸杞子10g，淮山药10g，菟丝子20g。12付，日一付，水煎服。

于2013年3月8日四诊：月经周期第14天，大便溏烂，舌淡红，苔黄腻，脉细弦。B超监测卵泡：右卵泡2.6cm×2.5cm，张力好，Em 9mm，考虑：卵不破？在补肾壮腰的基础上加活血化瘀之品，处方：当归10g，川芎10g，皂角刺10g，菟丝子10g，桑寄生10g，鹿角胶10g，白芍20g，茯苓10g，白术10g，甘草10g。7付，日一付，水煎服。

于2013年5月6日五诊：于4月17日经行，经行前后腰痛好转，月经先期，周期25天，口干多饮，舌红，苔黄，脉细弦。考虑经前期予以逍遥散加减，处方：桑寄生20g，当归10g，白芍20g，白术10g，茯苓10g，甘草10g，葛根10g，麦冬10g，皂角刺10g，柴胡10g，川续断10g，丹参12g。10付，日一付，水煎服。

于2013年6月27日六诊：于6月11日经行，经行前后腰痛好转，经行有血块，月经周期28天。造影提示：子宫输卵管未见异常，口干多饮，舌淡红，苔黄腻，脉细弦。考虑脾虚不能运化水湿而郁而化热，予以四君子汤合三妙散加减，处方：白术10g，茯苓10g，生党参12g，薏苡仁10g，苍术10g，黄柏10g，川续断10g，杜仲10g，鹿角胶10g（烊化），桑寄生10g。15付，日一付，水煎服。

于2013年12月23日复诊：孕61天，于10月22日经行，月经周期26天，觉恶心，胃脘胀闷，纳可，口干舌燥，夜尿多、色黄，口苦，舌红苔薄黄，脉细滑。B超：宫内早孕，单活胎。考虑孕后阴血下聚养胎，阴虚血热，予以补肾养阴、清热安胎之寿胎丸加减，处方：黄芩10g，淮山药10g，川续断10g，麦冬10g，杜仲10g，桑寄生20g，墨旱莲10g，沙参12g，甘草10g，菟丝子10g，石斛10g。14付，日一付，水煎服。

**按语**：患者因经行前后出现腰酸，而且未避孕未孕已经2年，属于中医的不孕症。因人流损伤肾气，肾虚冲任虚衰，不能摄精成孕，而致不孕；腰为肾府，肾主骨生髓，肾虚则不能濡养其外府故腰酸腿软；肾阴虚，则精液亏少不能濡养其舌窍则口干舌燥，以夜寐时尤重，尿黄；肾阴虚则内热，热扰心神则夜寐失眠多梦。舌淡红，苔薄黄，脉沉弱均为肾阴虚的表现。故该病辨证为肾阴虚血瘀型，治法补肾健脾养阴，方药知柏地黄丸加减，方中黄柏、知母清泻相火，淮山药、山茱萸、熟地黄补肾养阴，牡丹皮、泽泻、茯苓健脾利水渗湿，菟丝子、五味子补益肝肾，白术健脾益气，全方共奏补肾养阴，清热利湿之功效。在此基础上结合患者的症状辨证加减，患者精液耗伤出现口干，则加养阴生津之石斛、葛根、天花粉、白芍、麦冬等；舌红，苔黄腻考虑为湿热，加用三妙散清利湿热；结合B超监测卵泡，卵泡不破则加温肾活血之品，如鹿角胶、皂角刺、川芎、丹参等；使得肾气盛，脾气健，冲任气血旺盛则有子，孕后予以寿胎丸加减补肾安胎。

### 3.5.4　IVF移植1例

**【病例26】不孕、痛经（肾虚血瘀）——IVF助孕——当归芍药散合寿胎丸加减**

陆某，女，30岁，于2015年7月6日初诊。

**主诉**：拟明天辅助生育技术胚胎移植，要求中药安胎。

**病史**：患者自诉婚后未避孕未孕5年，既往月经规则，周期30天，经期5～7天干净，经量中等，经色暗红，经行痛经，以第一天为甚，需服用止痛药，末次月经6月21日。因丈夫弱精以及输卵管堵塞行辅助生育技术，于2015年1月移植后孕50天胚胎停育，拟于明天行辅助生育技术胚胎移植，要求中药安胎。有慢性胃炎病史10年。孕1产0，舌淡红，苔薄白，脉弦。

**西医诊断**：不孕。

**中医诊断**：① 痛经；② 不孕症。

**辨证**：肾虚血瘀证。

**治法**：补肾益气，养血安胎。

**处方**：当归芍药散合寿胎丸加减。

**方药**：当归10g，白芍10g，太子参10g，麦冬10g，桑寄生10g，川续断10g，阿胶10g（烊化），菟丝子10g，白术10g，茯苓10g，杜仲10g。7付，日一付，水煎服。

二诊（2015年7月15日）：现患者胚胎移植后第7天，下腹胀痛，腰酸，呃逆，纳寐尚可，大便溏，小便黄。舌淡红，苔薄白，脉细滑。考虑脾失健运，在上方基础加砂仁5g，石斛10g。7付，日一付，水煎服。

三诊（2015年7月22日）：现患者胚胎移植后第15天，偶觉下腹坠胀，自述嗳气呃逆后腹胀缓解；无阴道流血，时有皮疹，舌淡红，苔薄白，脉细滑。治疗有效，继续守上方治疗14付，日1付，水煎服。B超提示：宫内早孕，见胎心。继续守方治疗2月后立产卡定期产检。

**按语**：患者行辅助生育技术胚胎移植后出现下腹坠胀，属于中医的胎动不安。该患者曾行试管婴儿助孕，胚胎移植后50天失败，考虑肾气亏虚，无以系胎，患者经行腹痛，说明有瘀血阻滞胞宫，不通则痛。故辨证为肾虚血瘀证，方选当归芍药散合寿胎丸加减，方中当归、白芍、茯苓、麦冬、太子参益气健脾，活血养血，使气血生化有源，桑寄生、川续断、菟丝子、杜仲补肾填精，阿胶滋阴养血，全方共奏滋阴补肾，养血活血之功效。患者胚胎移植术后，患者仍觉大便溏、呃逆，考虑脾失健运，胃气上逆，当在补肾养血、固冲安胎的基础上加砂仁、石斛健脾养胃，经治疗后诸症缓解，肾气得补，血海充实，胎元健固则安。

## 3.5.5 子宫内膜异位症3例

### 【病例27】原发性不孕（肾虚血瘀）——内异症

陈某某，女，38岁，于2013年5月30日就诊。

**主诉**：未避孕未孕5年，经行腹痛5年。

**病史**：患者自诉婚后未避孕未孕5年，性生活正常，月经12岁初潮，周期常推至35～50天，经期5～7天，经行下腹剧痛，疼痛拒按，经色暗，血块多，经前乳房胀痛，口干、口苦，末次月经2013年4月26日。于5月9日行宫腹腔镜手术提示：① 子宫内膜异位症Ⅰ期；② 双侧输卵管囊肿；③ 原发性不孕；④ 子宫内膜炎。曾患过"结核性胸膜炎"，经治已痊愈。舌暗有瘀斑，脉弦。

**西医诊断**：① 不孕症；② 子宫内膜异位症。

**中医诊断**：① 不孕症；② 痛经；③ 月经后期。

**辨证**：肾阴虚夹血瘀证。

**治法**：补肾养阴，化瘀止痛。

**处方**：内异痛经灵合大补阴丸加减。

**方药**：龟甲10g，知母10g，熟地黄10g，黄柏10g，北黄芪20g，血竭5g，丹参10g，鬼箭羽10g，当归10g，川芎10g，延胡索（元胡）10g，川楝子10g。7付，日一付，水煎服。

于2013年6月6日二诊：于2013年6月1日经行，经量中，色鲜红，痛经缓解，现经行第6天，经量基本干净，现觉夜寐多梦，口干、口苦，舌质稍红，苔黄腻，脉细弦。于经行第1天开始使用孕三烯酮2.5mg，每周2次，拟使用6个月。考虑患者阴虚加湿热瘀结，在补肾养阴的基础上加清热利湿、活血化瘀。处方：龟甲10g，知母10g，熟地黄10g，黄柏10g，北黄芪20g，血竭5g，丹参20g，鬼箭羽10g，川楝子10g，延胡索（元胡）10g，苍术10g，薏苡仁20g，甘草10g。7付，日一付，水煎服。再使用孕三烯酮6个月，守上方加减治疗。

于2014年1月9日三诊：今天经行第1天，经量中等，经色暗红，经行下腹疼痛不甚，经前10天乳房胀痛，烦躁寐差易醒。舌质稍红，苔黄腻，脉细弦。考虑经后期、血海空虚，予以补肾养阴、活血化瘀。处方：当归10g，白芍20g，枸杞子10g，菟丝子10g，川楝子10g，熟地黄10g，龟甲10g，知母10g，黄柏10g，血竭3g，鬼箭羽10g。12付，日一付，水煎服。

于2014年1月20日四诊：月经周期第12天，口干口苦，大便溏烂，肛门有下坠感。B超提示：子宫内膜6mm，左卵泡12mm×9mm。舌质稍红，苔黄腻，脉细弦。考虑排卵期，卵泡发育不良，在补肾养阴的基础上加补肾壮阳之品，处方：枸杞子10g，菟丝子20g，龟甲10g，熟地黄10g，黄柏10g，麦冬10g，鹿角胶10g，茯苓10g，川楝子10g，墨旱莲10g，女贞子10g，甘草10g。14付，日一付，水煎服。

于2014年2月17日五诊：于2014年2月16日经行，经行第2天，经量中等，色暗红，经行腹痛、腰酸较前缓解，周期38天。舌质稍红，苔黄腻，脉细弦。考虑患者卵泡发育不良，予以经后期养阴的基础加温肾壮阳之覆盆子、鹿角胶。处方：山茱萸10g，菟丝子10g，枸杞子10g，龟甲10g，鹿角胶10g，覆盆子10g，黄柏10g，丹参12g，白术10g，茯苓10g，砂仁5g，甘草5g。12付，日一付，水煎服。

于2014年3月7日六诊：现月经后期第18天，大便稀，肛门有下坠感。B超：内膜8mm，左卵泡18mm×18mm。考虑排卵期，予以补肾养阴活血助排卵。处方：当归10g，川芎10g，甘草10g，丹参10g，皂角刺10g，白芍20g，鹿角胶10g，紫河车10g，菟丝子10g，柴胡10g，白术10g，黄柏10g，龟甲10g。14付，日一付，水煎服。在此基础上经后期守方（2月17日）12付，排卵后守方（3月7日）加减治疗14付。于2014年11月7日因停经34天，恶心欲吐，查尿HCG：阳性。孕后予以补肾养阴健脾安胎治疗，现已经顺产1孩。

**按语**：患者因未避孕未孕5年，经行腹痛5年，月经周期推后5年就诊，属于中医的原发性不孕、痛经、月经后期。患者有结核性胸膜炎，素体阴虚，水不涵木，则肝气郁结，气滞血瘀则气血运行不畅，不通则痛，故出现痛经；肾阴亏虚、气滞血瘀，血海不能按时满溢则月经后期；肾阴亏虚，冲任虚衰不能摄精成孕，出现不孕。故本病为不孕症、痛经、月经后期，证属肾阴虚夹血瘀证，治法补肾养阴、化瘀止痛，方选内异痛经灵合大补阴丸加减。分期治疗。首先腹腔镜手术多损伤气血，湿热瘀结，治予以补肾养阴、清热利湿、活血化瘀，方选内异痛经灵合大补阴丸加减。方中三妙散清热燥湿；川楝子、延胡索（元胡）理气止痛；血竭、鬼箭羽、丹参活血化瘀；大补阴丸补肾养阴清热；北黄芪健脾益气，防活血化瘀伤及正气，当归、川芎养血活血；甘草调和诸药。其次予以补肾养阴助卵泡发育，结合月经周期治疗，经后期补肾养阴，加大补阴丸等，排卵后加补肾助阳之鹿角胶、巴戟天等。经此治疗，肝肾气血调和，冲任气血通畅，故经调成孕。孕后予寿胎丸加减以补肾养血安胎，故胎长有子。

## 【病例28】不孕、月经后期、痛经（肾虚血瘀证）

包某某，女，31岁，于2015年8月31日就诊。

**主诉：**月经后期、经行腹痛10年，未避孕未孕1年。

**病史**：患者自诉初潮13岁，近5年开始出现月经周期推后，周期32～65天，末次月经8月9日，此次月经周期62天，用黄体酮针后月经来潮，经量少，色暗红，有血块，经行下腹痛。腰背凉，纳可，寐可，二便调。舌暗淡，苔薄白，脉弦。G1P1，去年3月份顺产1男婴，因新生儿肺炎已经死亡。查六项基本正常，B超检测内膜正常，卵泡不长，多卵泡卵巢。妇检：外阴正常，阴道畅，宫颈轻糜，子宫水平位、常大、质中、活动、无压痛，双附件正常。

**中医诊断**：①月经后期；②痛经；③不孕。

**辨证**：肾虚血瘀证。

**治法**：补肾活血，祛瘀调经止痛。

**处方**：桂枝茯苓丸加减。

**方药**：巴戟天10g，桂枝5g，茯苓10g，牡丹皮10g，赤芍10g，甘草10g，九香虫10g，川楝子10g，延胡索（元胡）10g，蒲黄炭10g，五灵脂10g，香附10g，当归10g。15付，日一付，水煎服。

二诊（2015年9月18日）：停经40天，经未行，自觉胸闷、小腹胀，舌暗淡，苔薄白，脉细弦。查尿HCG：阴性。考虑经未行，在上方基础上加四逆散予以疏肝理气，活血化瘀催经血下行，处方：柴胡10g，赤芍10g，蒲黄炭10g，五灵脂10g，桂枝5g，茯苓10g，川楝子10g，延胡索（元胡）10g，当归10g，石斛10g，牡丹皮10g，香附10g。15付，日一付，水煎服。

三诊（2015年10月26日）：月经周期第5天，末次月经10月21日，周期32天（前次月经9月19日），经量中，经行腹痛，腰酸，今经未净，觉口干，大便稀，舌淡暗，苔薄白，脉弦。患者经治疗月经周期正常，但痛经仍较重，考虑血瘀所致，继续予以桂枝茯苓丸加减以活血化瘀止痛。处方：蒲黄炭10g，五灵脂10g，川楝子10g，延胡索（元胡）10g，桂枝5g，丹参10g，白术10g，柴胡10g，白芍10g，茯苓10g，牡丹皮10g，川续断10g，甘草10g。7付，日一付，水煎服。

四诊（2015年11月2日）：月经周期第11天，自觉带下有腥味，色白，量少。近两个月来咽痒，喉间多痰，余无其他不适，舌淡暗，苔薄白，脉细。考虑患者有痰，在上方基础上加法半夏、杏仁、川贝母化湿祛痰。处方：淫羊藿（仙灵脾）10g，桂枝5g，当归10g，川芎10g，牡丹皮10g，蒲黄炭10g，五灵脂10g，川楝子10g，延胡索（元胡）10g，橘核10g，杏仁10g，川贝母10g，法半夏10g。12付，日一付，水煎服。

五诊（2015年11月13日）：月经周期第21天，自诉大便溏烂，日行一次。昨日早上呕吐，腹胀，余无明显不适。B超监测卵泡：C19，Em 1.2cm，Lf 1.8cm×1.6cm；于C21，Em1.3cm，Lf 2.7cm×2.4cm；考虑未破裂卵泡黄素化综合征为肾虚血瘀所致，予以温肾活血化瘀，在上方加温肾活血之皂角刺、巴戟天、覆盆子。处方：当归10g，白芍10g，川芎10g，皂角刺10g，覆盆子10g，五灵脂10g，蒲黄炭10g，巴戟天10g，桂枝3g，茯苓10g，丹参10g，川楝子10g。7付，日一付，水煎服。

六诊（2015年11月30日）：停经39天，经未行，末次月经10月21日，上月周期32天，现觉腹胀，偶有疼痛，鼻腔自觉干燥，有血丝，余无明显不适，舌淡红，苔薄白，脉细滑。查血：HCG 282.80mIU/ml，P 22.82ng/ml。考虑气阴两虚引起妊娠腹痛，予以生脉散合寿胎丸、当归芍药散加减。处方：太子参10g，麦冬10g，五味子5g，石斛10g，沙参10g，桑寄生10g，川续断10g，甘草10g，白芍10g，当归10g。7付，日一付，水煎服。在此基础上守方加减，2周后B超提示宫内早孕，见胎心、胎芽。

**按语**：患者月经后期、经行腹痛10年，未避孕未孕1年，属于中医的月经后期、痛经、不孕。根据患者痛经、月经后期、不孕、舌暗淡、脉弦说明"瘀血阻滞"胞宫胞络，精卵不能结合而导致不孕症。瘀血阻滞，表现为舌暗。瘀血阻滞，冲任血海运行不畅，不通则痛，故出现月经后期、痛经。腰为肾之外府，腰背冷说明肾阳不足，肾虚冲任血海空虚，则月经后期，不能摄精成孕故不孕。故本病诊断为：①月经后期；②痛经；③不孕症。辨证为肾虚血瘀。治法：补肾活血祛瘀调经止痛。方药：桂枝茯苓丸加减。桂枝茯苓丸出自于《金匮要略》，是治疗血瘀癥瘕的代表方，方中以桃仁、牡丹皮活血化瘀；配等量之白芍，以养血和血，则可祛瘀养血，使瘀血去，新血生；加入桂枝，既可温通血脉以助桃仁之力，又可得白芍以调和气血；佐以茯苓之淡渗利湿，寓有湿祛血止之用。综合全方，乃为化瘀生新、调和气血之剂。在此基础上加巴戟天、九香虫温补肾阳；当归养血柔肝；川楝子、延胡索（元胡）、五灵脂、蒲黄炭活血化瘀，行气止痛；在此基础上结合月经周期，经前期疏肝理气，排卵期温肾助阳、活血化瘀助卵泡排出，孕后及时予以当归芍药散合寿胎丸加减补肾养血安胎，共奏补肾填精、活血化瘀之功效，瘀血去，新血生，气血运行通畅，肾气盛，故有子。

## 【病例29】不孕（肾虚血瘀——巧囊——IVF成功）

黄某，女，36岁，于2014年3月28日初诊。

**主诉**：未避孕未孕6年。

**病史**：患者自述未避孕未孕6年，既往月经规则，周期28～30天，经期5～7天，经行腹痛，以第1～2天为甚。2008年因"右输卵管妊娠"行经腹切除右侧输卵管；2010年和2011年行输卵管造影提示左侧输卵管不通。2013年8月行"IVF-EF"，妊娠18天自然流产。

于3月6日又再次行"IVF-EF"，移植2囊胚。于3月19日查血HCG阴性。于3月22日经行，现仍未干净，月经量少，有少许血块，有痛经。2013年B超提示：双侧卵巢"巧克力囊肿"。孕2产0，1995年曾患结核性腹膜炎，盆腔炎。丈夫精子存活率30%。舌淡红，苔薄白，脉沉。余6个冻胚待移植。

**西医诊断**：① 不孕症；② 子宫内膜异位症。

**中医诊断**：① 不孕症；② 痛经；③ 癥瘕。

**辨证**：肾虚血瘀证。

**治法**：活血化瘀，补肾益气。

**处方**：失笑散合内异痛经灵加减。

**方药**：北黄芪20g，血竭5g，急性子10g，丹参12g，牡丹皮10g，鬼箭羽10g，蒲黄炭10g，五灵脂10g，橘核10g，甘草10g，川楝子10g，菟丝子10g。20付，日一付，水煎服。

二诊（2014年4月21日）：患者经间期出现两侧腹痛至今未能缓解，现觉少腹隐痛，乳房胀痛，纳寐可，二便调。考虑为瘀血阻滞冲任胞宫，不通则痛，故予养血活血化瘀，方选当归芍药散合失笑散加减。方药：当归10g，白芍10g，川芎10g，香附10g，甘草10g，

白术10g，茯苓10g，泽泻10g，川楝子10g，五灵脂
10g，蒲黄炭10g。7付，日一付，水煎服。

三诊（2014年4月28日）：于4月26日经行，周期
33天，经量较前增多，色鲜红，无痛经，今月经未净，
拟本月行宫腔镜。舌淡胖，苔薄白，脉沉细。考虑患
者行经期，血海空虚，治以左归丸合生脉散加减补肾
养血。方药：山茱萸10g，白芍20g，何首乌10g，淮山
药10g，鹿角胶（烊化）10g，白术10g，川芎10g，太
子参10g，北黄芪20g，石斛10g，川续断10g，枸杞子
10g。12付，日一付，水煎服。

四诊（2014年5月12日）：月经周期第16天，近
2天自觉两侧少腹胀痛，阴道时有刺痛。于5月7日行
宫腔镜诊治术，宫腔形态正常，内膜未见异常。考虑
排卵期由于冲任气血不充，不荣则痛，治以补肾养血。
方药：山茱萸10g，巴戟天10g，甘草10g，淫羊藿（仙
灵脾）10g，白术10g，川续断10g，杜仲10g，鹿角胶
（烊化）10g，白芍10g，茯苓10g，太子参12g，川楝子
10g。15付，日一付，水煎服。

五诊（2014年5月28日）：停经32天，至今月经
未行，自觉乳胀，舌淡胖，苔薄白，脉弦。考虑患者

月经将至，气血下聚胞宫，肝经气机不畅，故自觉乳房胀；治以解郁调经，补肾养血，方选逍遥丸加减，方药：当归10g，赤芍15g，柴胡9g，白术10g，茯苓15g，甘草6g，丹参15g，益母草15g，牛七10g，川续断15g，巴戟天10g，山茱萸10g，川芎9g。7付，日一付，水煎服。

六诊（2014年6月6日）：于5月30日经行，6天干净，周期34天，经行腹痛，经色暗红。B超示：Em 6mm，子宫肌壁低回声区（子宫肌瘤），右侧附件区低回声区（巧囊？），左侧附件区囊性包块（输卵管积水？大小18mm×10mm×9mm）。患者瘀血阻滞胞宫，冲任不畅，故经期延长；不通则痛，故经行腹痛，考虑经后期，治以活血化瘀，补气养血。方药：北黄芪20g，血竭3g，甘草10g，党参12g，丹参12g，当归10g，白芍20g，川芎5g，山茱萸10g。15付，日一付，水煎服。

七诊（2014年6月20日）：月经周期第22天，自觉3天来两侧少腹胀痛，白带量多，无异味，无外阴瘙痒，计划7月份行冻胚移植助孕，纳寐可，二便调。患者月经间期，瘀血阻滞肝经，故两侧少腹胀痛，予活血疏肝、补气养血，方选理冲汤加减。方药：北黄芪20g，白术10g，白花蛇舌草10g，两面针10g，川楝子10g，延胡索（玄胡）10g，三棱10g，莪术10g，甘草10g，白芍10g，当归10g。10付，日一付，水煎服。

八诊（2014年7月7日）：停经38天经未行，左小腹隐痛，舌黯胖，苔薄白，脉弦。考虑患者体内素有瘀血，瘀血阻滞冲任，导致经血不能按时来潮，当活血化瘀，补肾养血。方药：北黄芪10g，血竭5g，香附10g，甘草10g，川芎10g，当归10g，九香虫10g，知母10g，白芍20g，赤芍10g，益母草10g，牛膝10g。7付，日一付，水煎服。

九诊（2014年7月14日）：于7月8日经行，周期39天，现基本干净，经行下腹胀痛，肛门坠胀，有血块，经色暗红。于经行第1天开始服用达菲林降调药物。CA125：86.8U/ml。瘀血阻滞胞宫，故患者行经下腹胀痛，肛门坠胀，予活血化瘀、理气调经，方选金铃子散加减。方药：桂枝5g，川楝子10g，甘草10g，延胡索（玄胡）10g，蒲黄炭10g，太子参10g，白芍10g，白术10g，橘核10g，九香虫10g，川续断10g。7付，日一付，水煎服。

十诊（2014年7月21日）：月经周期第13天，末次月经7月8日，9天净，现下腹疼痛，大便溏。考虑排卵期，故予补肾养血、活血化瘀，予当归芍药散合失笑散加减。方药：甘草10g，白芍10g，当归10g，川芎10g，淫羊藿（仙灵脾）10g，蒲黄炭10g，五灵脂10g，白术10g，茯苓10g，川续断10g，山楂10g，淮山药10g。7付，日一付，水煎服。

十一诊（2014年7月30日）：月经周期第22天，经净后阴道干涩，性交时疼痛。舌淡暗，苔薄白，脉细弱。考虑素有瘀血，瘀血不去，新血不生，故当活血化瘀、养血调经。方选桂枝茯苓丸合失笑散加减。方药：桂枝3g，茯苓10g，川楝子10g，延胡索（玄胡）10g，甘草10g，枸杞子10g，白术10g，九香虫10g，蒲黄炭10g，五灵脂10g，三棱10g，菟丝子10g。7付，日一付，水煎服。

十二诊（2014年8月6日）：8月5日用达菲林第二针。查CA125：130.80U/ml。B超示：子宫Em 2mm，右巧囊48mm×36mm。继续活血化瘀，养血调经，在上方基础加川芎10g、鬼箭羽10g。15付，日一付，水煎服。

十三诊（2014年8月25日）：自觉阴道涩痛，汗多，大便干。考虑用达菲林伤及肾阴，故在活血化瘀基础上加补肾养血之品，方药在上方基础上加当归10g，紫河车10g。15付，日一付，水煎服。

十四诊（2014年9月24日）：于9月20日在医科大一附院行右侧卵巢巧克力囊肿穿刺术。现觉阴道内刺痛，下腹胀痛，大便干结。查CA125：25.46U/ml。考虑患者术后湿热趁虚内侵，在活血化瘀基础上加清热利湿之品。方药：黄柏10g，苍术10g，陈皮3g，川楝子10g，延胡索（玄胡）10g，九香虫10g，甘草10g，赤芍10g，香附10g，川续断10g，白术10g。7付，日一付，水煎服。

十五诊（2014年10月15日）：末次月经7月8日，8月5日降调第二针，至今经未行，觉左少腹胀痛，大便硬结。B超示：Em 9mm，右卵巢囊肿2.7mm×2.3mm。舌淡红，苔薄白，脉弦。考虑子宫内膜已经9mm，经将行，予以养血活血之四物汤合失笑散加减。方药：白芍20g，川芎10g，当归10g，丹参10g，熟地黄10g，鬼箭羽10g，益母草10g，蒲黄炭10g，五灵脂10g，甘草10g，橘核10g，川楝子10g。7付，日一付，水煎服。

十六诊（2014年11月14日）：于11月2日经行，5天干净，量中，经行脐周隐痛。现觉左下腹隐痛，行走时阴道内刺痛。11月13日B超示：Em 6mm，子宫肌壁低回声区（子宫肌瘤可能），大小10mm×9mm×9mm，左卵巢巧克力囊肿大小30mm×28mm×25mm，左卵巢囊肿43mm×41mm×25mm。继续守上方加鬼箭羽10g。15付，日一付，水煎服。

十七诊（2015年2月9日）：患者末次月经1月4日，于1月23日在医科大移植3个冻胚，现腹部偶有胀痛，无阴道流血，舌淡红，苔薄白，脉细滑。2月5日查：HCG 168.6mIU/ml。考虑患者妊娠腹痛，为素有瘀血阻滞胞宫，不通则痛所致，故予以补肾养血，理气安胎之当归芍药散合寿胎丸加减。方药：菟丝子10g，甘草10g，白芍10g，香附10g，桑寄生10g，川楝子10g，川续断10g，当归身10g，白术10g，茯苓10g，阿胶（烊）10g。15付，日一付，水煎服。

十八诊（2015年2月25日）：移植后32天，夜间下腹隐痛，无阴道流血，大便先干后溏。B超示：子宫肌瘤合并早孕，见卵黄囊，右卵巢巧克力囊肿

（31mm×27mm×27mm）。继续予补肾养血，养血安胎治之，方选当归芍药散合寿胎丸加减，方药：白芍10g，当归10g，白术10g，茯苓10g，菟丝子10g，桑寄生10g，川续断10g，甘草10g，太子参10g，阿胶（烊化）10g，砂仁10g。7付，日一付，水煎服。

**按语**：患者婚后不避孕未孕6年属于不孕症，而且经行腹痛，B超提示有巧克力囊肿，为中医的痛经、癥瘕。患者有宫外孕手术病史，损伤气血导致气滞血瘀，渐成癥瘕，"瘀血阻滞"胞宫胞络，精卵不能结合而导致不孕症。瘀血阻滞胞宫，不通则痛，故患者经行腹痛，且有少量血块。故该病诊断为：① 不孕症；② 痛经；③ 癥瘕。辨证为肾虚血瘀证。患者瘀血内停，渐成包块，固定不移而成癥瘕，冲任受阻，故多年不孕。治法：活血化瘀，补肾益气；方选失笑散合内异痛经灵加减。方中血竭、川楝子、蒲黄炭、五灵脂行气活血化瘀止痛，祛瘀生新；橘核、鬼箭羽破血消癥散结，使气血恢复通畅；当归、白芍、川芎养血活血；黄芪、白术、茯苓健脾祛湿，顾护正气，使活血不伤正；甘草调和诸药，全方共奏活血化瘀，补肾益气之功效，瘀血去，新血生，肾气充实，胞宫得气血滋养，故能摄精成孕。现患者行辅助生育技术助孕，考虑患者素有瘀血阻滞，故在寿胎丸补肾安胎基础上合当归芍药散养血活血，使得气血运行通畅，胎元得养则安。

## 3.6 湿热瘀结1例

**【病例30】痛经、不孕（子宫内膜异位症、不孕）——血瘀夹湿**

吴某，女，29岁，于2015年10月15日初诊。

**主诉**：经行腹痛1年，未避孕未孕1年。

**病史**：患者自诉近1年未避孕未孕，经行腹痛，以第1～2天痛甚，伴肛门坠胀感，末次月经10月10日，经量偏少，色暗，有少量血块，经行1～2天腹痛甚。周期28天。经前乳房胀痛，有二胎生育要求，平素月经量少，经行3～5天，周期提前2～3天。舌暗红，苔白腻，脉沉。尿HCG（-）。孕2产1。

**中医诊断**：① 痛经；② 不孕。

**西医诊断**：子宫内膜异位症。

**辨证**：湿热瘀结。

**治法**：清热祛湿，活血化瘀。

**处方**：当归芍药散合三妙散加减。

**方药**：当归10g，白芍15g，白术10g，茯苓15g，川芎9g，黄柏10g，苍术10g，薏苡仁20g，丹参15g，忍冬藤10g，甘草6g，土茯苓20g，川楝子10g，生地黄12g，陈皮6g。7付，日一付，水煎服。

于2015年10月22日二诊：月经第13天，服上药后经行5天干净，现觉少腹疼痛，肛门坠胀，腰酸，口干，舌淡苔薄白，脉沉。妇检：外阴正常，阴道畅，内见少量白色分泌物，宫颈Ⅲ度糜烂，阴道后穹窿处可触及花生米大小触痛结节，子宫前位，常大，居中，活动，无压痛，双附件正常。B超：子宫内膜6mm，左卵泡13mm×10mm。考虑患者痛经为子宫内膜异位症引起，有血瘀证，治则活血化瘀、理气止痛。方选桂枝茯苓丸加减，处方：川楝子10g，延胡索（元胡）

10g，蒲黄炭10g，五灵脂10g，血竭5g，当归10g，川芎9g，香附10g，桂枝6g，茯苓15g，牡丹皮15g，甘草6g，黄柏10g，赤芍15g，白术10g。5付，日一付，水煎服。

于2015年10月27日三诊：月经周期第17天，觉少腹牵扯痛，舌淡暗，苔白腻，脉沉。B超提示：子宫内膜8mm，有优势卵泡已排出。考虑排卵后，予以补肾健脾、清热利湿之三妙散合当归芍药散加减。处方：川楝子10g，延胡索（元胡）10g，黄柏10g，茯苓15g，苍术10g，当归10g，赤芍15g，川芎9g，白术10g，牡丹皮10g，菟丝子15g，川续断10g，桑寄生15g，甘草6g，陈皮6g。12付，日一付，水煎服。

于2015年11月7日四诊：现月经第28天。口干口臭，饮水多，双下颌部起痘，耳内起痘，白带量多，有异味，无瘙痒，饮食、睡眠尚可，二便正常。舌暗红苔黄腻，脉滑。尿HCG（−）。考虑湿热内蕴，予以养阴清热利湿，方选保阴煎加减。处方：黄柏10g，黄芩10g，生地黄12g，熟地黄12g，淮山药15g，川续断10g，白芍10g，甘草6g，菟丝子15g。5付，日一付，水煎服。

于2015年11月12日五诊：停经32天。末次月经日期：10月10日。经未行，时觉下腹隐痛，乳胀，恶心，呕吐酸物，口苦，头晕乏力，测尿HCG（+）。舌淡红，苔薄白，脉细滑。考虑胎动不安为气虚所致，予以补肾健脾益气安胎，方选寿胎丸合举元煎加减。方药：党参20g，北黄芪20g，麦冬10g，白芍20g，女贞子12g，墨旱莲12g，白术10g，菟丝子15g，川续断10g，桑寄生15g，阿胶10g（烊化），五味子5g，陈皮6g。7付，日一付，水煎服。在此基础上进行辨证治疗，于11月26日行B超，提示宫内早孕，见胎心。

**按语：** 本病为经行腹痛、未避孕未孕1年，属于中医的痛经、不孕症。以月经量少，色暗，夹有血块，经期小腹胀痛拒按，舌暗，苔白腻，妇检子宫后穹窿有触痛性结节为本证的辨证要点，多因湿热瘀阻所致。湿热下注，损伤任带，故出现带下过多，苔白腻。瘀血阻滞，不通则痛，故出现痛经、月经量少。瘀血内停，冲任受阻，瘀滞胞脉，以致不能摄精成孕，故不孕。治法清热利湿，活血化瘀。方用当归芍药散合三妙散加减。方中当归、丹参、川楝子、川芎活血调经，土茯苓、黄柏、苍术、薏苡仁清热祛湿，白芍养血敛阴，生地黄养阴生津，白术、陈皮益气健脾，忍冬藤清热利湿通络，甘草调和诸药。在此基础上结合月经周期辨证治疗，经后期妇检触及子官内膜异位症触痛性结节，为血瘀所致，加用活血化瘀的血竭、失笑散，排卵后考虑精卵结合助孕，加用补肾健脾之三妙散合当归芍药散加减，孕后予以健脾补肾安胎之寿胎丸合举元煎加减。使得湿热祛，气血调，受精成孕。